V&R

Christiane Jendrich

FUNKSTILLE

Systemisch arbeiten in Familien
mit Kontaktabbrüchen

Vandenhoeck & Ruprecht

Mit 22 Abbildungen und 12 Tabellen
Illustrationen von Annika Schöwe

Bibliografische Information der Deutschen Nationalbibliothek:
Die Deutsche Nationalbibliothek verzeichnet diese Publikation in der Deutschen Nationalbibliografie; detaillierte bibliografische Daten sind im Internet über https://dnb.de abrufbar.

Umschlagabbildung: Alberto Andrei Rosu/Shutterstock

Satz: SchwabScantechnik, Göttingen
Druck und Bindung: ⊕ Hubert und Co. BuchPartner, Göttingen
Printed in the EU

Vandenhoeck & Ruprecht Verlage | www.vandenhoeck-ruprecht-verlage.com

ISBN 978-3-525-40814-8

Inhalt

Kontaktabbruch – was nun? Einige Vorbemerkungen

»Alle glücklichen Familien gleichen einander. Jede unglückliche Familie ist unglücklich auf ihre Art.«
Tolstoi

So beginnt Tolstoi seinen Roman »Anna Karenina« (1877/1878). Wohl wahr!

Was veranlasst Menschen, zu sehr vertrauten und gleichzeitig oft als fremd empfundenen Menschen den Kontakt abzubrechen oder zu unterbrechen? Allein schon diese Polarisierung von »fremd« und »vertraut« spiegelt die Spannungen in einem System, in dem jeder seine eigene Wahrnehmungs- und Wirklichkeitskonstruktion hat, und erbringt gleichzeitig den Beweis, dass einander widersprechende Systeme sehr wohl zusammenleben oder gelebt werden können. Vielleicht nicht für immer – auf jeden Fall aber für längere Zeiträume, als der von außen auf das System schauende »gesunde Menschenverstand« es für möglich halten würde. Manchmal besteht das »unglückliche« System über einen längeren Zeitraum und »explodiert« dann; manchmal gibt es leisere Töne und ein dezenteres Ausklingen. Jeder Abbruch hat seine eigene Geschichte.

Plötzlicher Kontaktabbruch – da gibt jemand jemandem zu verstehen, dass er oder sie so nicht weitermachen kann oder will; dass die Obergrenze erreicht ist, er oder sie aber keine Sprache hat, das zu kommunizieren. Er oder sie geht. Manchmal gibt es vorher einen kleinen Hinweis, oft aber nicht.

Jemand geht – eine logische Konsequenz für den Gehenden und eine große Überraschung für den Bleibenden[1]. Es scheint, als hätten die Betroffenen in parallel anmutenden Welten gelebt.

1 Ich verwende im Text der Lesbarkeit halber in mehr oder weniger alternierender Folge die männliche und weibliche Form sowie neutrale Ausdrücke. Im Sinne der gendersensiblen Sprache mögen sich bitte alle mitgemeint fühlen.

Wann sprechen wir eigentlich von »Kontaktabbrüchen«? Wenn wir auf der Straße ein Paar beobachten, das sich streitet, und sehen, wie einer sich plötzlich umdreht und geht – ist das ein »Kontaktabbruch«? Ich würde sagen, ja, und einschränkend bemerken, dass es ein impulsiver Abbruch ist, der vermutlich in Kürze beendet sein wird.

Um diese Art soll es hier nicht gehen, sondern eher um langfristige Abbrüche zu Menschen, die einstmals in (vermeintlich?) enger Bindung waren. Also um Fälle, in denen einer dem anderen durch Schweigen zu verstehen gibt, dass er die Beziehung abbrechen möchte – meist ohne Ankündigung.

Manchmal sind Kontaktabbrüche unvermeidlich: wenn ein Familiensystem nicht tragbar ist, Kindeswohlgefährdung im Raum steht oder auch Eltern psychisch so belastet oder psychisch krank sind, dass es für die Kinder keine andere Chance gibt und das Verlassen des Systems überlebensnotwendig ist. Um diese Fälle wird es hier nicht gehen.

Beziehungsabbrüche gibt es in vielerlei Gestalt – jede mögliche Form näher zu beleuchten würde zu einem Lebenswerk ausarten. Ich beschränke mich von daher auf Kontaktabbrüche innerhalb zweier Generationen in einer Familie – wenn also (meist) erwachsene Kinder den Kontakt zu ihren Eltern oder zu einem Elternteil abbrechen oder aber auch (seltener) Eltern den Kontakt zu einem Kind. Im ersteren Fall sind Geschwister dann oft im Abbruch mit einbezogen – aber nicht immer. Immer sind sie aber als Teil eines Systems involviert.

Während ich an diesem Buch arbeitete, befanden wir uns mitten in der »Coronazeit« mit all ihren Auswirkungen. Hinsichtlich der auf dem Höhepunkt der Wellen strengen Auflagen zu »social distance« war das Thema »Kontaktverbot« besonders intensiv spürbar. Das betrifft in hohem Ausmaß eines unserer Grundbedürfnisse: die Nähe zu anderen Menschen. Nicht nur mit ihnen zu sprechen, sondern sie auch zu sehen, zu berühren, eben Körperkontakt zu haben. Über die Auswirkungen der Pandemie auf unsere Psyche, unser Sozialverhalten können wir im Moment nur spekulieren.

Kumbier und Bossemeyer (2021) haben in ihrem Buch sehr klar über die Auswirkungen der Pandemie auf unsere veränderte Wirklichkeit geschrieben, unsere Verwirrungen, Ambivalenzen und über die seelischen Verletzungen, die durch die Maßnahmen zur Bekämpfung der Ausbreitung entstanden sind. Sicherlich ist nicht alles über einen Kamm zu scheren – manche von uns hat es härter als andere getroffen –, Spuren werden diese Maßnahmen wohl aber bei (fast) allen Menschen hinterlassen: zum Beispiel Angst, liebe Menschen zu verlieren, Angst um die eigene Gesundheit, Angst um die eigene Lebensgrundlage. Wir sind kollektiv in unseren Grundlagen erschüttert. »Solche Ängste haben das Potential, uns zu lähmen und uns handlungsunfähig zu machen« (Kumbier u. Bossemeyer, 2021, S. 29).

Durch dieses Kontaktverbot sind wir aber sicherlich sensibler für unser Bedürfnis nach Nähe geworden, das vor Corona als Selbstverständlichkeit erfüllt wurde. Jetzt können wir uns vielleicht noch besser vorstellen, welch ungeheure Belastung es für Familiensysteme ist, wenn Nähe und Kontakt nicht mehr gelebt werden können.

In den hier beschriebenen Fällen sieht es ebenfalls so aus, dass Nähe und Kontakt nicht mehr gelebt werden können. Der eklatante Unterschied ist aber, dass es nicht als kollektiver Schutzgedanke von außen kommt – was die Möglichkeit des gemeinsamen und tröstlichen Austausches auf Distanz in sich birgt –, sondern die Verlassenden und Verlassenen stehen allein da, ein Austausch ist nur sehr bedingt möglich.

Über Kontaktabbrüche, in der Vergangenheit oft tabuisiert, wird seit einigen Jahren offener gesprochen. Sabine Bode (2004, 2015) hat mit ihren Büchern beispielsweise dafür gesorgt, dass wir uns in die Kriegs- und Nachkriegsgeneration besser einfühlen können, Tina Soliman hat mit ihren Büchern »Funkstille« (2011) und »Der Sturm vor der Stille« (2014) das offene Sprechen über Kontaktabbrüche »gesellschaftsfähig« gemacht. Claudia Haarmann beschreibt in »Kontaktabbruch: Kinder und Eltern, die verstummen« (2015) die unterschiedlichsten Szenarien, und Angelika Kindt erzählt eindrucksvoll und sensibel in »Wenn Kinder den Kontakt abbrechen« (2011) ihre eigene Geschichte der »verlassenen Mutter«.

Sind Kontaktabbrüche ein vergleichsweise neues Phänomen? Es gibt keine genauen Zahlen in der Langzeitforschung und die Tatsache, dass wir heute offen darüber sprechen, muss nicht heißen, dass es heute mehr Abbrüche gibt als früher.

Kontaktabbruch setzt Kontakt voraus. Von Bedeutung ist hier die Art des Kontaktes, die Formen und der Zeitgeist. Leben wir heute in einer Gesellschaft, die Kontaktabbrüche erleichtert? Oder anders gefragt: Ist es heute einfacher, den Kontakt zum Herkunftssystem abzubrechen?

Vielleicht lohnt ein kurzer Blick in die Geschichte von »Familie«. Seiffge-Krenke und Schneider (2012) geben einen sehr informativen und lesenswerten Überblick über Familienformen und Familienbeziehungen im Laufe der Zeit. Familien waren früher eher »Interessenszusammenschlüsse«, die das Überleben sicherten. Die »Liebesheirat« (und damit die Intimisierung der Ehe) ist ein Kind des 19./20. Jahrhunderts, ebenso die Trennung von Arbeit und Familie. Noch in der Vor-, Kriegs- und unmittelbaren Nachkriegszeit hatte der Begriff »Familie« eine andere Bedeutung als heute. Seiffge-Krenke und Schneider (2012, S. 27 f.) beschreiben das so: »Die Realität der vorindustriellen Familie sah meist anders aus. Not und Knappheit sowie starre Machtverhältnisse und strenge Regelungen des richtigen Familienlebens wirkten beengend und ließen der individuellen Entwicklung wenig Spielraum. Ein Hort der Harmonie und [...] des Glücks dürften nur wenige Familien gewesen sein, ihre Hauptfunktion bestand darin, gemeinsam das Überleben zu sichern oder, in den oberen Schichten, gemeinsam den Status und den Wohlstand zu mehren.« Beziehungen um ihrer selbst willen waren eher fremd.

Auch ist die Notwendigkeit des Zusammenhalts von Familien heute nicht mehr in dem Maße wie früher gegeben. (Scheidungs-)Kinder lernen heute schon sehr früh, dass familiäre Bindungen aufkündbar sind, dass Beziehungen nicht unbedingt verlässlich sein müssen, dass das »Ich« oft als wichtiger erachtet wird als ein »Wir«, das heißt, dass Selbstverwirklichung für uns einen höheren Stellenwert hat als für unsere Eltern.

Wir brauchen den familiären Zusammenhang heute nicht mehr in einer solch existenziellen Weise wie zu anderen Zeiten, das heißt, wir sind heute unabhängiger von Familie – nicht aber unabhängiger von sozialen Netzwerken. Das gibt uns Freiheit – mit all ihren Schattenseiten.

Wir leben in der Bundesrepublik seit 75 Jahren in politischer Sicherheit und wirtschaftlichem Wohlstand. Die Generationen vor und während des Zweiten Weltkrieges sind nicht dazu erzogen worden, sonderlich auf ihre Befindlichkeiten, ihre Gefühle, ihre Wünsche und Rechte zu achten. Viele Großeltern und Eltern wollten jedoch etwas anderes für ihre Kinder: ihnen ein Sprachrecht geben, sie ernst nehmen, ihnen bestätigen, dass sie an sich wertgeschätzt werden.

Damit sind andere Generationen herangewachsen, die sich trauen, über Gefühle zu reden, die Erwartungen an ihre Eltern haben und sich nicht scheuen, das auszusprechen oder eben auch im Fall der Nichterfüllung anzuprangern.

Möglicherweise haben die erwachsenen Kinder von heute mehr Mut (oder vielleicht auch einfach mehr Selbstverständlichkeit) im Äußern von dem, was sie wollen. Und sie sind es gewohnt, ihre Emotionen wichtig zu nehmen.

Was ist nun der Unterschied in der therapeutischen Arbeit in Systemen mit Kontaktabbrüchen im Vergleich zu solchen mit anderen Problemen belasteten Systemen? Auch dort geht es oft um Abwesende (Verluste von Nahestehenden, Auflösungen von Familien durch Trennung und Scheidung, Lebenskrisen). Was ist das »Besondere« in Systemen mit Kontaktabbrüchen?

Es geht auf jeden Fall um den *Zeitfaktor:* Die Verlassenden hatten (und haben vielleicht immer noch) ihr Thema in der Vergangenheit, und die Aktion bzw. Reaktion liegt in der Gegenwart; die Verlassenen haben ihr Thema in der Gegenwart. Und die therapeutische Arbeit beginnt in der Vergangenheit und könnte – wenn es gut geht – die Zukunft betreffen. Der eine schaut nach vorne, der andere zurück. Eine gemeinsame Zeitebene zu finden, ist da sehr herausfordernd.

Und es geht um verschiedenen *Wirklichkeitskonstruktionen:* Wie sehen die jeweiligen Erlebenswelten aus? Wirklichkeiten entstehen aus Interpretationen des Wahrgenommenen. Wenn es keine »objektive Wirklichkeit« gibt, dann kann es unendlich viele subjektive Wirklichkeiten geben, die nebeneinander bestehen können, sich widersprechen dürfen und nicht unbedingt nachvollziehbar sein müssen. Diese subjektiven Wirklichkeiten folgen nur einer inneren Logik.

Und natürlich geht es auch immer um *Kommunikation.* Von George Bernard Shaw stammt die Einsicht, dass das größte Problem in der Kommunikation die Illusion sei, dass sie stattgefunden habe. Dass wir nicht nicht kommunizieren können, wissen wir seit Paul Watzlawick. Wie wir aber kommunizieren, ist von vielen Einflussgrößen abhängig. Und es zeigt sich in fast allen Fällen, dass jede/r eine andere Interpretation des Gesagten, Gezeigten hat – also glaubt, das Gemeinte gut (und das meint eineindeutig) verstanden zu haben. Da es dann darüber eher wenig Austausch gibt, sind leider auch mögliche Korrektive in der Interpretation des Wahrgenommenen nicht möglich – jede bleibt für sich und ist mehr oder weniger bewusst darauf aus, ihre Wahrnehmung zu bestätigen. So beginnen sich »Wirklichkeitskonstruktionen« zu verfestigen.

Der Kontext von therapeutischer Arbeit in Systemen mit Kontaktabbrüchen ist komplex: Es geht um Bindungen, psychosoziale Grundbedürfnisse, Kommunikationsformen, Persönlichkeit, familiäre Dynamik, familiale »Funktionsfähigkeiten«. Viele Forschungsergebnisse aus diesem Kontext werde ich außen vor lassen (müssen).

In fast allen Fällen des Abbruchs ist ein sehr hohes *Kränkungs*erleben beobachtbar, das bis hin zur »Posttraumatischen Verbitterungsstörung« (PTVS) reichen kann. Die Posttraumatische Verbitterungsstörung gehört medizinisch betrachtet zu den »Anpassungsstörungen« und wurde im Jahr 2003 von dem deutschen Psychiater und Neurologen Michael Linden geprägt. Verbitterung kommt in der Regel durch eine große persönliche Kränkung zustande. Die Betroffenen fühlen sich von anderen Menschen falsch verstanden oder ungerecht behandelt und sehen sich nicht in der Lage, etwas gegen die erlittenen Ungerechtigkeiten zu unternehmen.

Wenn Menschen sich nicht wirksam verteidigen können, führt das schnell zu Hilflosigkeit, Resignation und manchmal eben auch zu Verbitterung. Nicht selten löst die starke Verbitterung extreme Gefühle wie das Bestrafenwollen des vermeintlichen Peinigers aus, die oft mit aggressiven Fantasien verbunden sind im Sinne von »Wer mich zerstören will, den werde ich zerstören!«

Es geht dort um das Erleben von erlittenem Unrecht ohne die Einsicht des Peinigers und der Umgebung. Das »Opfer« sieht sich unverstanden; die erlittene Ungerechtigkeit wird von außen nicht anerkannt. Es bleibt allein in seinem Zorn, seiner Trauer und Empörung, seiner Fassungslosigkeit.

Dabei brennen sich dann die einzelnen Erlebnisse so ein, dass sie jederzeit abrufbar sind. Es entsteht eine Art Skript zu dem, was »wirklich passiert ist«. Diese Erinnerungen umzuschreiben, scheint fast unmöglich (vgl. Kapitel »Zwischen den Zeiten: Phasen der therapeutischen Arbeit« zum Thema »Erinnerungen«). Diese jederzeit abrufbaren belastenden Erinnerungen in der PTVS (die letztendlich zum Kontaktabbruch geführt haben) sind zu unterscheiden von den diffusen Erinnerungen: unzählige kleine Nadelstiche, die einzeln genommen keine große Bedeutung haben (vgl. auch Fallbeispiel 2 zu Familie Kern).

Kontaktabbrechende in der PTVS suchen den Kontakt zu den Peinigern, um sie mit ihren Untaten zu konfrontieren, sie anzuklagen, endlich recht zu bekommen. Kontaktabbrechende, die zwar von größten Belastungen sprechen können, ihr Leid aber nicht auf bestimmte Handlungen zurückführen können – eher auf Haltungen –, meiden lange Zeit eine Aussprache, da ihnen in ihren Augen »wirksame« Argumente fehlen, die Außenstehende (beispielsweise Berater und Therapeutinnen) davon überzeugen könnten, dass dieses Verhalten das einzig Sinnvolle war.

In den hier vorgestellten Familiensystemen geht es immer um ein Familiensystem von zwei bis drei Generationen: Junge erwachsene Kinder brechen den Kontakt zu den Eltern bzw. Elternteilen ab, Eltern »verstoßen« ihr Kind oder junge Eltern verweigern den Großeltern den Kontakt zum Enkelkind.

Und im Mittelpunkt steht das Verstehenwollen von Menschen, die anderen unendliches Leid zufügen und selbst unendliches Leid erfahren haben. Kein Mensch bricht mal eben den Kontakt ab, weil ihm danach war. Wir Menschen sind auf andere Menschen angewiesen, wir können nicht allein überleben. Irgendeine Form von Kontakt brauchen wir alle.

Wie können wir therapeutisch mit diesen Menschen arbeiten, die ihre Konsequenzen gezogen haben? Wir werden auf verschiedene Zeit- und Strukturebenen gehen und uns auf scheinbar parallele Lebensverläufe in verschiedenen Welten einlassen müssen, um nachvollziehen zu können, weshalb jeder und jede in der eigenen Wahrnehmung recht hat und hatte.

Im systemischen Blick versuche ich, die unterschiedlichsten Wirklichkeitskonstruktionen, Deutungen, Bewertungen, Interpretationen nachzuvollziehen und auf beiden Seiten (Verlassende und Verlassene) Einladungen in eine neue Welt auszusprechen, in der möglicherweise wieder Begegnungen stattfinden können.

Und so richtet sich dieses Buch sowohl an Beraterinnen, Therapeuten und Coaches als auch an Betroffene, die vielleicht angeregt werden können, die »andere Seite« ebenfalls zu betrachten.

Im ersten Teil versuche ich, Grundlagen der systemischen Arbeit in Familien mit Kontaktabbrüchen zu entwickeln: Wie sieht der (sehr komplexe) Kontext aus, wie können wir möglicherweise eine Art methodisches Vorgehen entwickeln, das für alle Kontaktabbrüche in Variationen oder Abwandlungen anwendbar wäre? Eine »Theorie der systemischen Arbeit für Familien mit Kontaktabbrüchen« zu postulieren, wäre sicherlich zu hoch gegriffen, da ja jedes System ein ganz individuelles mit seiner eigenen Dynamik ist.

Dennoch lassen sich Grundzüge darstellen, die in der beraterischen und therapeutischen Arbeit hilfreich sein könnten, vielleicht sogar als Leitfaden im Wortsinne dienen können: Diese Arbeit erinnert in der Tat manchmal an ein Labyrinth – ob einer der eingeschlagenen Wege in die Sackgasse führt, auf einen anderen Weg überleitet, der möglicherweise in eine andere Sackgasse führt, weiterführt oder vielleicht auch dem Ausgang näher kommt, bleibt ungewiss (siehe Abbildung 1).

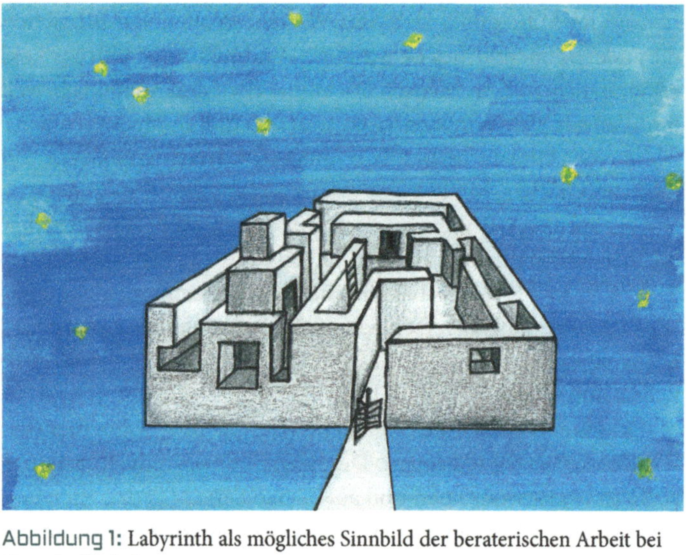

Abbildung 1: Labyrinth als mögliches Sinnbild der beraterischen Arbeit bei Kontaktabbrüchen

Teil 1: Die Arbeit in Systemen mit Kontaktabbrüchen – Grundlagen

Die Frage nach dem Warum: Häufige Gründe für einen Kontaktabbruch

Es ist oft gar nicht so einfach, im Gespräch mit Abbrechern herauszufinden, was genau denn die Gründe für diesen Abbruch waren. Es handelt sich um belastende Gefühle, die sich über einen langen Zeitraum aufgestaut haben, die meist auch immer wieder mal infrage gestellt wurden, letztendlich aber durch die Interpretationen des Verhaltens der übrigen Systemmitglieder sich wieder verfestigten. Eine Verständigung darüber scheint nicht möglich zu sein (vgl. Kapitel »So nah und doch so fern: Das Zwei-Welten-System«).

Häufig finden sich unzureichend befriedigte grundlegende Bedürfnisse der Verlassenden nach:

- grundlegender Sicherheit im System,
- Aufgehobenheit und Angenommensein,
- Autonomiebestrebungen,
- Erlaubnis zum Selbstausdruck,
- nicht leistungsgebundener Wertschätzung durch die anderen,
- Einhaltung von persönlichen Grenzen.

Wenn die grundlegende Sicherheit im Herkunftssystem nicht ausreichend gegeben ist, entwickeln sich oft Bindungsstörungen (unsicher vermeidend oder klammernd), das heißt, »Kontakt« ist von früh auf etwas »Wackeliges« und Nichtkontakte sind dann etwas Normales.

Für Menschen, die sich nicht angenommen fühlen in ihrem Herkunftssystem, wird es schnell schwierig, eine Sicherheit im eigenen Selbstverständnis zu entwickeln.

Und wenn natürliche Autonomiebestrebungen nicht gefördert werden, kommt es schnell zu Abhängigkeiten. Die Fähigkeit, unsere Gefühle und Bedürfnisse wahrzunehmen und ihnen zu vertrauen, führt zu einer guten Selbstfürsorge und bei einem Mangel daran dementsprechend zur Vernachlässigung. Wenn Menschen nur »Liebe durch Leistung« bekommen, kann das ständige Überforderungsgefühle hervorrufen, denen wir irgendwann nicht mehr gewachsen sind. Dann glauben wir, gehen zu *müssen.*

Auch erlebte Grenzüberschreitungen hinterlassen Spuren in der Seele. Wenn niemand meine Privatsphäre achtet und respektiert, gerate ich schnell unter Stress, weiß nicht, wie ich mich wehren könnte (da es ja auch kein Modell für die Verteidigung eigener Grenzen gibt), fühle mich vielleicht »durchsichtig« und bedrängt. Und wenn meine Grenzen permanent überschritten werden, lerne ich auch nicht, die Grenzen anderer zu achten, da der Begriff »Grenze« nicht gut interpretiert werden kann.

Alle diese Erlebnisse können Anlass für Kontaktabbrüche sein, trotzdem ist es schwierig, »Typologien« festzusetzen, sodass vorhersehbar wird, bei welcher »Unterversorgung« welche Art des Abbruchs erfolgt, wenn er denn überhaupt erfolgt.

Jeder Abbruch ist einzigartig und hat seine eigene Geschichte, seine eigene Dynamik, seinen eigenen Kontext und seine eigene Zeit.

Kontaktabbrüche müssen aber nicht immer durch die Herkunftsgeschichte des Familiensystems begründet werden (nicht gesehen und/oder gehört werden, Grenzüberschreitungen, fehlende Bindungen etc.). Sie können auch in der Gegenwart entstehen – manchmal durch die ganz andere Sichtweise des Partners oder der Partnerin aus der neuen Kernfamilie.

Ein neuer Blick zurück: Vom Einfluss der Partnerschaft auf den Umgang mit dem Herkunftssystem

Es ist viel geforscht und geschrieben worden über den Einfluss der Herkunftsfamilie auf die Partnerschaft, wie sehr wir unsere erlebten Modelle mitbringen, welche Menschen wir anziehend finden, wie wir mit Konflikten umgehen, wie viele Selbstverständlichkeiten es gibt, bei denen wir stillschweigend davon ausgehen, dass sie in der Partnerschaft die gleichen sind.

Wie aber sieht der Einfluss der Partnerschaft *auf den Umgang* mit dem Herkunftssystem aus? Inwieweit kann unser Partner oder unsere Partnerin unseren Blick zurück auf unser Herkunftssystem, seine Dynamiken, seine Erklärungsmodelle in der Gegenwart beeinflussen? In der Bewertung und anderen Sichtweisen ist die Vergangenheit ja ähnlich offen wie die Zukunft. Dinge haben stattgefunden – die Bewertung steht uns frei. Bin ich sehr behütet worden oder haben meine Eltern mich bevormundet? Hatte ich alle Freiheiten der Welt oder bin ich allein gelassen worden? Hier sind die Maßstäbe wichtig und die »Bewertung« meiner Herkunftsfamilie durch meine Partnerin zeigt mir zuallererst ihre Sichtweise, Werte, Einstellungen.

Zwei Welten prallen aufeinander, und es hängt von unserer Bereitschaft ab, wie offen zugänglich wir für andere Lebensentwürfe sind. Je belasteter wir durch unsere eigenen Familien sind, desto schwerer fällt ein unbeschwerter Blick auf das andere System. Eine Sicherheit im eigenen Selbstverständnis und der Mut, sich so, wie man ist, dem anderen zu zeigen, sind gute Garanten für einen entspannten Umgang mit der neuen, kleinen Kernfamilie und ihren Herkunftssystemen.

Partnerschaften stehen ja unter der Herausforderung der Bildung einer neuen Kernfamilie. Wie sehr darf diese Bildung vom erlernten Modell abweichen? Wenn Eltern die wichtigsten Bezugspersonen sind, wie gehen wir dann mit unserer Ablösung bzw. Nichtablösung von ihnen um? Und wann bemerken wir überhaupt die Bedeutung, die wir unserem Herkunftssystem geben?

In der Arbeit mit Verlassenden und Verlassenen finden sich häufig Konflikte um konkurrierende Beziehungsmodelle: Wer ist wichtiger, Partner oder Eltern? Wie erlaubt ist die Entwicklung eines ganz eigenen Partnermodells? Und selbst, wenn es »erlaubt« ist: Wie sieht die Bereitschaft und die Fähigkeit dazu aus? Wo sind die blinden Flecken, mögliche wunde Punkte und wie bewusst sind sie?

Erwachsene Kinder geraten schnell in Loyalitätskonflikte, wenn die Bindung an das Herkunftssystem nur von einer Seite definiert und die Einhaltung eingefordert wird. Der Loyalitätskonflikt gegenüber den Eltern kann schnell zu einem Partnerschaftskonflikt führen. Wenn dann eine klare Positionierung (noch) nicht möglich ist, fühlen sich die Betroffenen wie in einem Wirbel: ausgeliefert, unglücklich, in Selbstzweifeln gefangen. Wenn dann keine konstruktive Streitkultur erlernt wurde, geraten die Betroffenen schnell unter Druck und wollen per Entscheidung eine »Eindeutigkeit« herstellen: Dann muss eben der Kontakt abgebrochen werden – entweder zur neuen Kern- oder zur Herkunftsfamilie (vgl. dazu Falldarstellung 5).

Verlassen und Verlassenwerden: Der systemische Blick auf Familien mit Kontaktabbrüchen

> »Der Unterschied zwischen Theorie und Praxis ist in der Praxis weit höher als in der Theorie.«
> Ernst Ferstl

Der prägnante Satz wird Ernst Ferstl (österreichischer Schriftsteller und Aphoristiker, *1955) zugeschrieben. Wahrscheinlich werden dem alle Menschen, die in den helfenden Berufen arbeiten und forschen, zustimmen. Eine Theorie ist nur so gut, wie ihre Anwendung hilfreich sein kann.

Wenn jede unglückliche Familie auf ihre eigene Art unglücklich ist, kann es auch keine allgemeingültige Theorie zur systemischen Arbeit in solchen Familien geben. Trotzdem gibt es eine Häufung von Erlebens- und Verhaltensweisen in diesen Kontexten.

Der systemische Blick auf Familien mit Kontaktabbrüchen ist besonders durch seine Perspektivenvielfalt und Zugangsmöglichkeiten hilfreich. Multiperspektivität, unterschiedliche Wirklichkeitskonstruktionen, zirkuläre Wechselwirkungen, Kontextualität, die grundsätzliche Haltung des Nichtwissens, lösungsfokussierte Techniken – alles das kann hilfreich sein, sich in fremde Systeme einzufühlen, deren innere Dynamik zu verstehen (glauben), die »Logik« dieses Systems zu begreifen:

Multiperspektivität erlaubt einen Blick aus (fast) jedem Winkel. Wie sähe ich die Tochter, wenn ich mit den Augen der Mutter, des Vaters, des Geschwisters schauen würde? Welche natürlichen Erklärungen fände ich für das jeweilige Verhalten und wie würde ich wiederum in den verschiedenen Personen auf dieses Verhalten reagieren?

Wirklichkeitskonstruktionen bedeuten, dass wir keine »objektive Realität« haben. Unsere Wahrnehmungen bestehen »eigentlich« nur aus Licht- und Schallwellen, die unser Gehirn »übersetzt« bzw. »konstruiert«. Wie es das macht, hängt sehr von unseren bisherigen Erfahrungen ab, von unserer Aufmerksamkeitsfokussierung und Auswahl relevanter Daten. Damit wird jede Wirklichkeit subjektiv und könnte auch immer ganz anders gedeutet werden. Für das betroffene Familiensystem bedeutet das, dass jeder in seiner Weise »recht hat«, und die systemische Arbeit impliziert dann die Einladung zu auch anderen »Deutungen«.

Der Konstruktivismus geht von der Annahme aus, dass die Wirklichkeit, die wir zu sehen glauben, immer eine konstruierte Wirklichkeit ist. Mit anderen Worten: Es gibt keine objektive Wirklichkeit, sondern die Wirklichkeit wird durch den Beobachter einer Situation oder eines Zustands konstruiert bzw. »erfunden«, es ist also eine subjektive Wirklichkeit. Diese Erfindung hängt von der Geschichte des Beobachters (z. B. Sozialisierung, Kultur) und der Selektion als relevant erachteter Daten ab. Eine Wirklichkeitskonstruktion findet dann statt, wenn ich eine Unterscheidung mache, die für mich einen relevanten Unterschied macht (zum therapeutischen Fragen nach dem *»Unterschied, der einen Unterschied macht«* siehe auch in Teil 3 das ausführliche Fallbeispiel 1).

Da es immer mehrere Alternativen gibt, eine Unterscheidung zu machen, muss ich mich für eine entscheiden *(Selektion)*, wohl wissend, dass es noch andere Alternativen gibt, die ebenfalls möglich und zieldienlich gewesen wären *(Kontingenz)*. Allerdings ist damit nicht Beliebigkeit gegeben, denn letztlich entscheidet die Nützlichkeit, die Bewährung in der Praxis, ob eine bestimmte Wirklichkeitskonstruktion sinnvoll ist. Gerade bei »weichen« Wirklichkeiten spielt es eine entscheidende Rolle, welche Unterscheidungen ich mache, das heißt, was für mich relevant ist und was nicht, denn auf meine Unterscheidungen kann ein System sehr sensibel reagieren. Wichtige Kriterien der Wirklichkeitskonstruktion sind deshalb die Anschlussfähigkeit, die Viabilität, und die Zieldienlichkeit.

Familiäre Systeme bewegen sich immer in einer zirkulären Wechselwirkung: Niemand ist wirklich autonom und selbstbestimmt. Wir werden in ein System hineingeboren und entwickeln uns in ihm in der Auseinandersetzung mit ihm. Statt eines linear-kausalen Denkens (die Tochter bricht den Kontakt ab, *weil* die Mutter/der Vater etwas gesagt, getan, unterlassen hat) nutzen Systemikerinnen und Systemiker *zirkuläres, sich vielseitig bedingendes, unvorhersehbares und vernetztes Denken.*

Kontextualität bedeutet, dass alles seinen Sinn, seine Bedeutungen und seine Wirkungen erst im Situationszusammenhang gewinnen kann. Erst mit der Einbindung der jeweiligen Situation, der jeweiligen Menschen, der jeweiligen Phase bekommt das Verhalten seinen »speziellen« Sinn, der ein ganz anderer in anderen Kontexten sein kann. Das ruhige Verhalten eines Kindes wird vielleicht in der Schule als »vernünftig« ausgelegt, im Mannschaftssport eher als »nicht kämpferisch«, in einem lebhaften, lebendigen Miteinander als »leicht depressiv«.

Die grundsätzliche Haltung des *Nichtwissens* besagt keine Inkompetenz – ganz im Gegenteil. Es erfordert viel Achtsamkeit, Reflexion und »Enthaltung«. Manuel Barthelmess (2016, S. 89) beschreibt dieses Phänomen genauer: »Die Möglichkeit, mit der Haltung des Nichtwissens zu arbeiten, erwächst […] aus der Basis unseres professionellen Wissens, aus der Basis unserer beruflichen Ausbildung, unseres Erfahrungsschatzes.« Er führt weiter aus, dass diese Haltung des Nichtwissens Wissen, Kenntnisse und Kompetenzen umfasst. Und wesentlich zu den Kompetenzen gehört die Fähigkeit, Fragen zu stellen. Fragen, die anregende Wirkungen haben, Fragen, mit denen die Klienten auf sich selbst zurückgeworfen werden, die ihre Haltungen, Bewertungen, Sicherheiten infrage stellen können und sie einladen können, in andere Wirklichkeitskonstruktionen einzutauchen.

Mit *lösungsfokussierten* Techniken (der Fokus liegt mehr auf vorhandenen Ressourcen, Kompetenzen, Möglichkeiten statt auf Problemen, Schwierigkeiten und Störungen) konzentrieren wir uns auf das, was besser sein könnte, was ausbaufähig ist, was weiterentwickelt werden kann. Wenn wir uns auf Lösungen ausrichten, stärken wir unseren Glauben an unsere Selbstwirksamkeit, wenn wir uns auf Probleme konzentrieren, ist die Gefahr einer sogenannten Problemtrance groß, in der wir uns dann immer weniger handlungsfähig erleben.

So nah und doch so fern: Das Zwei-Welten-System

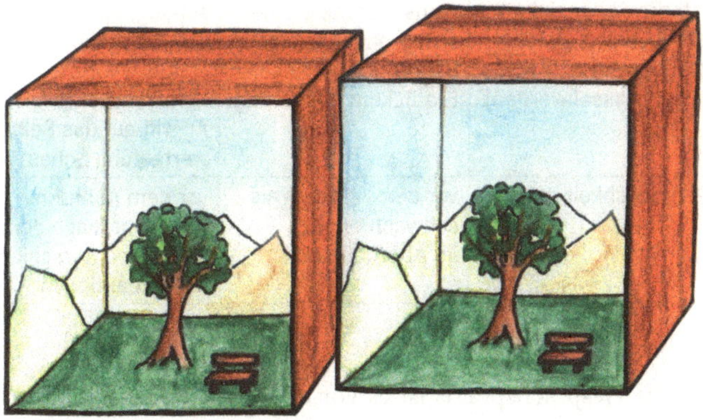

Abbildung 2: Parallele Welten – zum Verwechseln ähnlich und doch getrennt

Es klang in der Einleitung bereits an: Wenn wir die Wirklichkeitskonstruktionen der Verlassenen und Verlassenden zusammenbringen, entsteht der Eindruck eines parallel geführten Lebens – »zusammengelebt, aber nicht gemeinsam« oder auch »nicht allein gelebt, aber einsam« (siehe Abbildung 2). Von außen gesehen ist das schwer vorstellbar. Deutlicher wird es, wenn wir diese parallelen Welten unter verschiedenen Aspekten betrachten (siehe Tabelle 1): Wer hat sich wann und wo als wirksam erlebt? Wie unterschiedlich sind die zeitlichen Phasen?

Tabelle 1: Wichtige Aspekte, parallele Welten zu untersuchen

Aspekte	Die »Abbrechenden«	Die »Verlassenen«
Entscheidungsfreiheit	Einfluss	kein Einfluss
Klärungsbedarf	vor dem Abbruch	nach dem Abbruch
Leiden an der Beziehung	vor dem Abbruch	nach dem Abbruch
Subjektives Kommunikationsverhalten	Ich werde nicht gehört.	Alles okay? Vermutlich!

Aspekte	Die »Abbrechenden«	Die »Verlassenen«
Vorherrschende Gefühle (starke Abhängigkeit prädestiniert gleichermaßen zum Abbruch und Verlassenwerden)	emotionale Abhängigkeit, Schutzlosigkeit (sonst könnte er/sie sich ja anders erklären), Bedrohung, Einengung, Erdrückung, Unfreiheit	emotionale Abhängigkeit, Wut, Enttäuschung, Sprachlosigkeit, nicht Einsamkeit, sondern Verlassenheit, Verzweiflung, Angriff auf das Selbstwertgefühl, Scham
Persönlichkeit	vor dem Abbruch als schwach erlebt, im Abbruch stark	vor dem Abbruch dominant, nach dem Abbruch unterschiedliche Reaktionen

Für die Gesprächspraxis ist es vor aller Untersuchung der unterschiedlichen Aspekte wichtig, den notwendigen Halt und die notwendige Bindung anzubieten. Erst nachdem sowohl Bindung als auch Halt gesichert sind (Cormann, 2007; vgl. Kapitel »Zwischen den Zeiten: Phasen der therapeutischen Arbeit«), kann es vorsichtige Annäherungen an die Wahrnehmungs- und Wirklichkeitskonstruktion des anderen gehen. Die »Leidinsel« muss bleiben dürfen, das Leid sicher aufgehoben sein, das Recht auf dieses Leid unbeanstandet bleiben, wenn es um den Eintritt in das »Zwei-Welten-System« geht. Im Folgenden gehe ich näher auf die unterschiedlichen Aspekte ein und gebe erste Impulse für therapeutische Vorgehensweisen, die im Praxisteil näher erläutert werden.

Erster Aspekt: Entscheidungsfreiheit

Unter dem Aspekt der *Entscheidungsfreiheit* (siehe Tabelle 2) haben die *Verlassenen* ja keinen Einfluss – sie sind »Opfer«. Diejenigen, die verlassen haben, sind in ihren Augen schuld, haben den Verlassenen etwas Unfassbares angetan, ihnen keine Möglichkeiten der Auseinandersetzung gegeben. Das sollte als Grundbestandteil bestehen bleiben dürfen. Von dieser sicheren Basis aus (»Es ist auf jeden Fall Unrecht geschehen«) könnten Einladungen des Verlassenen an die Verlassende erfolgen, sich dem/der anderen zu nähern: Stellen Sie sich vor, Sie hätten das Gefühl, dass – was immer Sie machen – Sie nie gehört oder gesehen würden, Sie sich völlig hilflos fühlen würden, erdrückt, bezwungen, in die Ecke gedrückt – und dann hätten Sie die Möglichkeit, sich zu befreien. Mit dieser Tat würden Sie sich vielleicht nicht wirklich glücklich machen, aber es würde eine Handlung sein, die Sie selbst bestimmen würden, die Zukunft verspricht, Erleichterung und Hoffnung. Wie würde es Ihnen mit dieser Idee gehen? Was für ein Gefühl wäre jetzt da?

Die Einfühlung in den anderen – der ja die Schuld an dieser ganzen Misere trägt – gelingt dann gut, wenn die Wertschätzung der Lebensleistungen, der eigenen Geschichte deutlich und unbedingt ist. Eine Art von Großzügigkeit kann ja nur dann entstehen, wenn ich etwas zu geben habe, wenn ich sicher in meiner Lebenshaltung bin, einverstanden mit mir selbst.

Eine Wertschätzung meiner selbst ermöglicht es mir, Verständnis für andere aufzubringen, die vielleicht unter einer Selbstabwertung leiden, eben nicht dieses Gefühl haben, von einem inneren Reichtum etwas abgeben zu können. Der Schwerpunkt der Ressourcenarbeit liegt hier eher auf passiven Ressourcen (Leid aushalten, Schmerz und Trauer in den Alltag integrieren zu können).

In der Arbeit mit den *Verlassenden* liegt der Schwerpunkt bei der Reaktion auf die lange erlebte Hilflosigkeit, des Ausgeliefertfühlens: Der sinnbildliche Schlussstrich steht für Handlung, Selbstwirksamkeit – endlich gewehrt! Dass es eine schmerzhafte Entscheidung war, mindert nicht die Wirksamkeit des Handelns. Handlungsmöglichkeit als eine Ressource ist also auf jeden Fall vorhanden. Wie könnte möglicherweise eine Übertragung dieser Fähigkeit auf andere Ebenen aussehen? Zu Beginn ist es meist sinnvoller, mit den »aktiven Ressourcen« (sich entscheiden, den Kontakt abbrechen, Selbstbestimmung ausüben können, endlich Selbstwirksamkeit erleben) zu arbeiten statt mit den »passiven Ressourcen« (Leid aushalten können, in bedrückenden Systemen überleben können etc.), da sie zu Beginn eher als Schwächen wahrgenommen werden und mit »Versagen und Unfähigkeit« erlebt werden: »Ich habe es nicht geschafft, mich zu wehren, mir Gehör zu verschaffen, in meinen Bedürfnissen wahrgenommen zu werden. Das muss wohl an mir liegen.«

Tabelle 2: Erster Arbeitsaspekt: Entscheidungsfreiheit

Arbeitsweisen mit Verlassenen:	- Umgang mit Auferzwungenem, Einflusslosigkeit, Hilflosigkeit - Arbeit mit »passiven Ressourcen« - Einladung zum bewussten Erleben dieser Gefühle
Arbeitsweisen mit Verlassenden:	- Erleben von Selbstwirksamkeit, freien Entscheidungen, Wahlmöglichkeiten, Ich-Stärke - Arbeit mit »aktiven« Ressourcen - Einladung zum bewussten Erleben dieser Gefühle und zur Anschlussmöglichkeit: Wo könnte ich die hier gezeigten Fähigkeiten ebenfalls einsetzen?

Zweiter Aspekt: Klärungsbedarf

Auch der Klärungsbedarf (siehe Tabelle 3) sieht sehr unterschiedlich aus. Einem »Er/sie hätte doch was sagen können!« steht oft ein »Er/sie hat doch noch nie zugehört!« gegenüber.

Für die verlassenden Menschen war/ist der Klärungsbedarf vor der »Funkstille« oft sehr hoch und wurde auch – so der persönliche Rückblick – ebenso oft deutlich gezeigt. Aber wie klärt man etwas? Und was ist denn dieses »etwas« – ist es sichtbar, nachvollziehbar, bemerkbar? Klärung bedeutet die Beseitigung einer Unsicherheit, Ungewissheit oder auch von Missverständnissen oder Meinungsverschiedenheiten. Für die Klärung bedarf es einer Aussprache, einer Verdeutlichung des eigenen Standpunkts: »Hiermit bin ich nicht einverstanden und ich wünsche mir von dir …« Klärung setzt auch voraus, dass ich meinen Standpunkt kenne, ihn vertreten kann, er es mir wert ist, verteidigt oder durchgesetzt zu werden. Klärung setzt auch eine relative Sicherheit im eigenen Selbstverständnis voraus: Das bin ich, die dieses oder jenes fordert, und ich gebe mir das Recht, es auch zu tun.

Wenn mir von meiner Herkunftsgeschichte her das Recht auf Bildung einer eigenen Meinung verwehrt wurde (nicht immer aus böser Absicht, oft liegt ein Schutzgedanke zugrunde – »Wir Älteren wissen es ja besser und wollen dich vor Unglück bewahren«), kann es schon schwer werden, das, was ich fühle, wünsche, denke, in adäquater Form mitzuteilen. Dann muss ich Aus- und Umwege nutzen, tricksen, überlisten … Damit einher geht dann aber eben auch die Unmöglichkeit einer klaren Ansage.

Als Verlassender denke ich vielleicht »Ich bin dann mal weg. *Das* werden sie ja wohl endlich mal verstehen, denn noch klarer kann ich mich nicht ausdrücken.« Das heißt, die Motivation, sich zu erklären, ist recht gering geworden (»Sie hören ja doch nie zu«).

Als Verlassener falle ich meist aus allen Wolken, möchte das Verhalten erklärt bekommen und denke: »Dann rede doch mit uns und erklär uns, was so furchtbar war/ist!«

Die »Unfähigkeit der Klärung« liegt aus der Sicht des Verlassenden in der Vergangenheit und dem Kontaktabbruch liegt keine Klärung zugrunde. Die »Unfähigkeit der Klärung« liegt aus der Sicht des Verlassenen in der Gegenwart, denn der Verlassende entzieht sich ja und verweigert jegliche Kommunikation. Damit ist die Motivation, das alles erklärt zu bekommen, sehr hoch.

Sollte es dann je zu einer gemeinsamen Arbeit (Verlassene und Verlassende) kommen, ist das ein wichtiger Aspekt: auf der einen Seite der Drang, alles erklärt zu bekommen, und auf der anderen Seite die Entmutigung, die Erfahrung der Aussichtslosigkeit, die Zermürbung und letztendlich oft eine große Müdigkeit.

Tabelle 3: Zweiter Arbeitsaspekt: Klärungsbedarf

Arbeitsweisen mit Verlassenen:	- Rückblick auf Situationen, die von der jetzigen Perspektive aus möglicherweise vom anderen als unklar, mehrdeutig empfunden wurden - Umgang mit Unsicherheiten, Mehrdeutigkeiten - Was war »klar« und deutlich, was durfte eher im Diffusen bleiben? - Welche Vorteile und Nachteile haben in diesem System deutliche Positionierungen?
Arbeitsweisen mit Verlassenden:	- Rückblick auf Situationen, die als Klärungsgespräch gedacht, aber nicht als solche angekommen sind - Was alles hätte einer Klärung bedurft? Was war so selbstverständlich, dass es nie hinterfragt wurde (werden durfte)? - persönlicher Umgang mit »gescheiterten« Konfliktlösungsversuchen

Dritter Aspekt: Leiden an der Beziehung

Auch das Leiden an der Beziehung (siehe Tabelle 4) findet auf sehr verschiedenen Zeitebenen oder auch in parallelen Welten statt. Wenn ich ein System verlasse, leide ich schon sehr lange daran und weiß auch keinen anderen Ausweg mehr. Das schier unerträgliche Leiden fand in der Vergangenheit statt und zieht sich bis in die Gegenwart. Von der Zukunft erhoffen sich die Verlassenden Leidminderung, Erholung, Befreiung, denn das Leid ergab sich aus dem Zusammenleben.

Wenn ich von meinem, meist erwachsenen, Kind verlassen werde, beginnt mein Leid mit dem Abbruch – also in der Gegenwart – und strahlt auf die Zukunft aus. Das Hier und Jetzt ist leidvoll und die Zukunft ist angstbesetzt. Das Leid entsteht durch den Abbruch, die (erzwungene) Trennung.

Tabelle 4: Dritter Arbeitsaspekt: Leiden an der Beziehung

Arbeitsweisen mit Verlassenen:	- Was waren die Ideen von Elternschaft, Vater- bzw. Mutterrollen? - Wie waren die Modelle des eigenen Herkunftssystems? - Wie sollte Beziehung gestaltet werden? Was war wichtig/weniger wichtig? Welche Werte sollten vermittelt werden? - Wie sah der Spannungsbogen von Bindung und Erkundung (Individuation) im System aus?
Arbeitsweisen mit Verlassenden:	- Wovon hätte ich mehr gebraucht? Was fehlte? - Wie gut passte ich in das Familiensystem hinein? Wer war ähnlich, wer fremd? - Was sind meine Ideen, Vorstellungen zur Beziehungsgestaltung? Welche Werte sind mir wichtig? - Wie viel Nähe darf sein, wie viel Distanz muss sein?

Anhand eines Fallbeispiels kann dieses Zwei-Welten-System im Hinblick auf »Leiden an der Beziehung« anschaulich gemacht werden (vgl. Teil 3, Beispiel 4):

Eine 36-jährige Frau (mit einem physischen Geburtsfehler) bricht den Kontakt zu der (seit neun Jahren geschiedenen) Mutter ab. In einer Therapie sei ihr klargeworden, wie sehr die Mutter ihr Leben dominiert, ja gar teilweise erstickt habe. Jede Möglichkeit der persönlichen Entfaltung sei von ihr unterbunden und zensiert worden. Statt Förderung und Ermutigung habe sie immer nur Abwertung, Zweifel an ihren Fähigkeiten und Entmutigung erfahren. Ihre Selbstverwirklichung (künstlerische Fähigkeiten) seien im Keim erstickt worden. Eigentlich habe ihre Mutter ihr Leben zerstört!

Die Mutter berichtet von unermüdlicher Fürsorge, Verzicht auf große Teile ihres Privatlebens, persönlichen Einschränkungen (zeitlich und finanziell), um ihrer Tochter ein möglichst »normales« Leben ermöglichen zu können: medizinisch bedingte Reisen durch ganz Deutschland, privat bezahlte Behandlungen, Chauffieren zu allen OP-, Physio- und anderen Terminen, die der Gesundung der Tochter dienen. Privater Unterricht während der Krankenhausaufenthalte, Koordination von Krankenhaus und Schule – Gesundheit und Bildung waren wichtig.

Sie habe es gern getan, da sie diesen Schicksalsschlag für sie alle als ungerecht empfunden habe. Als Kämpfernatur habe sie alles versucht, und es sei ihr auch gelungen. Die Tochter lebe inzwischen ohne besondere körperliche Beeinträchtigungen und das sei zu einem großen Teil ihr Verdienst. Sie empfinde es schon als eine besondere Leistung, wünsche sich Wertschätzung von der Tochter für das, was sie alles getan habe, aber stattdessen ernte sie (für sie nicht nachvollziehbare und geradezu empörende) Vorwürfe. Sie verstehe die Welt nicht mehr und frage sich, ob die Tochter »des Teufels« wäre.

Es scheint, als habe jede von ihnen woanders gelebt. Jeweiliges Leiden wird der anderen nicht verständlich (gemacht?), die Kommunikation findet auf verschiedenen Ebenen statt. Das Leiden an der Situation ist in denselben Phasen, doch die Gründe sind sehr verschieden. Die Mutter *bringt* gern *ein Opfer,* die Tochter *fühlt sich als Opfer*. Die Mutter ist selbstwirksam und in ihrem Element, die Tochter hilflos dem Tatendrang der Mutter ausgeliefert. Die Mutter argumentiert auf der »Handlungsebene« (»Wie lösen wir dieses Problem am besten?«, »Welche Therapie braucht meine Tochter zur Gesundung gerade am dringendsten?«), die Tochter auf der »Bedürfnisebene« (»Da hätte ich Zuwendung gebraucht!«, »Du hättest meine Träume ernst nehmen sollen!«).

Vierter Aspekt: Subjektives Kommunikationsverhalten

> »Schweigen kann so laut sein,
> dass es nicht zu überhören ist.«
> Goethe

Der Verlassende gibt auf – meist entmutigt, verzweifelt, ratlos. Alle Möglichkeiten scheinen genutzt worden zu sein, keine hat geholfen. Der Redebedarf scheint erschöpft, Schweigen die letzte Konsequenz. Für die Verlassenen beginnt erst jetzt der Redebedarf – fast immer mit der (verzweifelten) Frage nach dem Warum (siehe Tabelle 5).

Tabelle 5: Vierter Arbeitsaspekt: Subjektives Kommunikationsverhalten

Arbeitsweisen mit Verlassenen:	- Rückblick auf Kommunikationsstrukturen, Streitkulturen. Wie sah der Umgang mit unterschiedlichen Meinungen, Haltungen aus? - Wie wurde partnerschaftlich kommuniziert? Welches Modell wurde den Kindern direkt/indirekt vermittelt? - Über welche Themen durfte gesprochen werden, welche waren tabu?
Arbeitsweisen mit Verlassenden:	- Rückblick auf Kommunikationsstrukturen, Streitkulturen. Wie sah der Umgang mit unterschiedlichen Meinungen, Haltungen aus? - Wie wurde die Kommunikation zwischen den Eltern, Großeltern, Geschwistern erlebt? Wem wurde zugehört, wem weniger? - Welche eigenen Vorstellungen von Kommunikation gibt es? Was ist anders (oder sollte anders sein)?

Ein 20-Jähriger bricht zu seiner Großmutter mütterlicherseits vollständig und zu seiner Mutter phasenweise den Kontakt ab. Zur Schwester ist der Kontakt da, wenn auch nicht sehr tiefgehend (so wie er früher auch war).

Die Scheidung der Eltern ist 14 Jahre her, die Kinder blieben bei der Mutter mit entsprechender Wochenendregelung für den Vater. Alles geht für die Mutter den geregelten Gang, bis der Sohn eine leichte Essstörung entwickelt. Sie ist in Sorge und vermittelt einen Therapieplatz. Der Sohn beginnt mit der Therapie und zeigt zeitgleich ein zunehmend distanziertes Verhalten zur Mutter und Großmutter. Die Mutter deutet es als zunehmende Abnabelung, vermisst aber das gemeinsame

Plaudern über Alltäglichkeiten mit dem Sohn. Auf die Nachfrage, ob es etwas gebe, das besprochen werden sollte, gibt der Sohn eine abschlägige Antwort.

Die Tage gehen ins Land, jeder lebt vor sich hin, bis der Sohn an der Küchentür einen Zettel hinterlässt, dass er fortan nicht mehr hier leben möchte, sondern bei seinem Vater. Die Mutter kann das sehr gut hinnehmen (»Ich wollte meinen Kindern immer die Freiheit der Wahl geben!«), schickt eine Nachricht hinterher: »Ist für mich okay. Melde dich, wenn du etwas brauchst.«

Der Sohn meldet sich zunehmend weniger, die Mutter wird besorgter, telefoniert mit ihrem Ex-Mann, der sie beruhigt »Gib ihm Zeit, das alles zu verarbeiten.« Die Mutter reagiert irritiert: »Was denn verarbeiten?«

Letztendlich geht es in der Aufarbeitung darum, dass der Sohn glaubte, mit seiner Art des Sprechens seine Mutter nicht erreichen zu können. Übersetzt heißt das:

MUTTER: »Wenn dich etwas bewegt, dann rede mit mir darüber!«

SOHN: »Du sprichst kein ›Sohnisch‹. Ich weiß nicht, wie ich zu deiner Sprache gelangen kann, ich spreche nur Sohnisch. Kannst du dich nicht auch bemühen, *meine* Sprache zu sprechen?«

MUTTER: »Was genau ist es denn jetzt, was dich so belastet? Sag es mir doch einfach.«

SOHN: »Hast du gehört, was ich dich gefragt habe?«

MUTTER: »Was ist daran so schwierig? Wenn du Kummer hast, dann *rede* mit mir!

SOHN (innerer Monolog): »Ich gebe auf!«

Wenn keine Kommunikation möglich erscheint, bleibt eben nur der Rückzug.

Fünfter Aspekt: Vorherrschende Gefühle

Während die gefühlte Ohnmacht, Hilflosigkeit, Erdrückung, Bedrohung und Unfreiheit der Verlassenden schließlich zum Abbruch führen, erleben die Verlassenen zu Beginn meist eine große Wut, Empörung und Fassungslosigkeit (siehe Tabelle 6). Diese stark erlebten Gefühle überdecken in der ersten Phase der Beratung oder Therapie noch die Trauer über die Verlassenheit, den erlebten Angriff, auf das Selbstverständnis – hier als Eltern.

Für beide Seiten gilt aber: Erst wenn der Zorn auf die jeweils anderen einen guten Platz bekommen hat, wird es möglich, mit einem ruhigeren Blick auf das Geschehene zu schauen.

Bei den Verlassenden herrschen zu Beginn oft noch ein Gemisch von Triumph, Stolz und Zorn auf das Herkunftssystem vor, einem Gemisch, mit dem es sich ganz gut leben lässt. Dann aber weichen langsam Stolz und Zorn oft einem Leeregefühl. Der abgeebbte Zorn hinterlässt eine Gefühlsleere, die noch durch nichts anderes ersetzt werden kann. Das Alte ist nicht mehr, man hat sich »befreit«, aber das Neue ist noch nicht da (»Wofür habe ich mich denn befreit?«). Das ist die Phase, in der sich leicht depressive Verhaltensweisen entwickeln können.

Tabelle 6: Fünfter Arbeitsaspekt: Vorherrschende Gefühle

Arbeitsweisen mit Verlassenen:	- Welchen Stellenwert haben Gefühle in diesem System? - Wie gut kann ich Gefühle zulassen, wahrnehmen, äußern und für sie einstehen? - In welchem Ausmaß kann ich Gefühle anderer erkennen? - Wie gut kann ich Gefühle vor anderen verbergen?
Arbeitsweisen mit Verlassenden:	- Wie gut kann ich Gefühle zulassen, wahrnehmen, äußern und für sie einstehen? - Wie wurde mit meinen Gefühlen umgegangen? Wurden sie wertgeschätzt, bagatellisiert, dem Spott preisgegeben, ignoriert? - Wie gut kann ich vor anderen Menschen Gefühle zulassen/verbergen?

Sechster Aspekt: Persönlichkeit

Tina Soliman beschreibt in ihrem Buch »Funkstille« unterschiedliche (psychiatrisch auffällige) Persönlichkeitstypen, bei denen ein Kontaktabbruch durch die Störung erklärt werden könne: Bei schizoiden, narzisstischen, neurotischen und psychotischen Persönlichkeiten seien Abbrüche wahrscheinlicher als bei nicht gestörten. Daraus folgt aber nicht, dass Abbrecher generell »gestört« sind. Wir leben ja in Beziehungssystemen, und die Störungen können an allen Ecken und Enden auftreten. Ein Abbruch kann eine überlebensrettende Handlung sein (wenn das System ein Weiterleben nicht ermöglicht), er kann genauso gut auf einer Fehlinterpretation beruhen. Und so gilt erst einmal: Jeder Kontaktabbruch in einer Familie ist einzigartig – kein Abbruch ist wie ein anderer.

Vielleicht könnte man sich unter der Frage, was es denn zum Abbruch braucht, der jeweiligen Persönlichkeit nähern (siehe Tabelle 7):

Wenn ich ein System verlasse, muss ich weggehen können, eine Entscheidung treffen und zugleich vorher auch lange ein dysfunktionales System aushalten können; mich längere Zeit dort arrangieren, auch wenn es schmerzhaft ist. Ich bin vielleicht widerstandsfähig, werde aber nicht so wahrgenommen (da sich ja – egal, was ich tue – nichts ändert). Ich kenne meine Grenzen und bin fähig, mich für mich zu Lasten anderer zu entscheiden. (Und das würde ich eher mit Selbstfürsorge beschreiben als mit kaltem Egoismus.)

Die meisten Menschen, die den Kontakt abbrechen, erleben sich im Aushalten der belastenden Situation schwach und hilflos, werden stummer und unwirksamer, bis die Qual zu groß wird. Endlich wirksam sein! Im Abgang fühlen sie sich stärker und selbstwirksamer als vorher (auch wenn der Abbruch ebenfalls mit Schmerz verbunden ist).

Von den Abbrechern werden die Verlassenen oft als stark und starr, dominant und beherrschend beschrieben. Das ist in der Praxis in der Arbeit mit den Verlassenen nicht sichtbar, da sie sich in der Situation des Abbruchs eher als schwach, hilflos und ausgeliefert wahrnehmen. Tatsächlich zeigt dies eine hohe Übereinstimmung mit den Gefühlen der Abbrecher vor der Entscheidung.

Tabelle 7: Sechster Arbeitsaspekt: Persönlichkeit

Arbeitsweisen mit Verlassenen:	- Wie sehen sich die Verlassenen als Persönlichkeit? Was war/ist ihr Selbstbild/Fremdbild/ Selbstkonzept? - Was davon hat sich durch die jetzige Situation verändert? Umbrüche, neue Sichtweisen? - (bei Eltern:) Welche Auswirkungen hat das auf die Paarbeziehung? Wie geht das Elternpaar mit der Kündigung des Kindes um? - Wer sind wir noch, wenn die Elternbeziehung unter- oder abgebrochen wird?
Arbeitsweisen mit Verlassenden:	- Wie sehen sich die Verlassenden als Persönlichkeit? Was ist ihr neues Selbstbild/Fremdbild/ Selbstkonzept? - Wer kann ich jetzt und in Zukunft sein, wenn ich die Brücken hinter mir abgebrochen habe?

	- Was gibt es an Bewahrenswertem in meinem Herkunftssystem? - Wie gehe ich mit meinem genetischen, emotional-sozialen, kulturellen und ökonomischen Erbe um? (»Ich bleibe ja Kind meiner Eltern.«)

Zwischenfazit

Die verschiedenen Aspekte im Zwei-Welten-System zeigen bereits die hohe Komplexität in der Arbeit auf: so viele Unterschiede, so andere Erlebensweisen, solch große Entfernungen vom anderen. Das kann schnell zur Konfusion führen, und deshalb ist eine Sortierungsarbeit wichtig. Die wichtigste Botschaft für beide Seiten ist die Unterschiedlichkeit: im Erleben, im Zusammenleben, in der Interpretation der Handlungen anderer.

Wenn diese Aspekte des Zwei-Welten-Systems gut sortiert und wertungsfrei bearbeitet sind, kann ein Übergang zum Konzept der vier Ebenen stattfinden – ebenfalls ein Versuch der Strukturierung, um eine Art »Ordnung« zu schaffen, die die Klienten wieder in die Lage versetzen soll, eigene Einflussmöglichkeiten zu entwickeln.

Wege aus dem Labyrinth: Das Konzept der vier Ebenen

Wir können jedes Familiensystem auf verschiedenen Ebenen betrachten:

- *Horizontebene:* Wie sieht der Horizont des Systems aus?
- *Strukturebene:* Wie strukturiert es sich?
- *Prozessebene:* In unserem Fall wäre das: Wo begannen die Ablösungsprozesse und wie verlaufen sie?
- *Umfeldebene:* Wie richtet sich das System in seinem Umfeld ein?

Natürlich handelt es sich hier wieder um eine theoretische Trennung von Bereichen, die in der praktischen Arbeit selten zu isolieren sind, da wir als Beraterinnen und Therapeuten ja Lebensgeschichten zu hören bekommen – also eher aus einer ganzheitlichen Sicht, die sich nicht die Mühe der Trennungen macht. In der Erzählung spielen dementsprechend auch Horizont- und Strukturebene eine untergeordnete Rolle. Sie werden erst deutlich in der Arbeit mit den Verlassenen/Verlassenden in der Einladung, etwas genauer auf die Familiengeschichte und das Miteinander zu schauen.

Klienten kommen meist auf der Prozessebene in die Beratung. Die Gegenwart ist bedrängend und die Aufträge bewegen sich zwischen »*Erklären Sie* mir das Verhalten des/der anderen!« und »*Helfen Sie* mir/uns, mit diesem Leid umzugehen!«

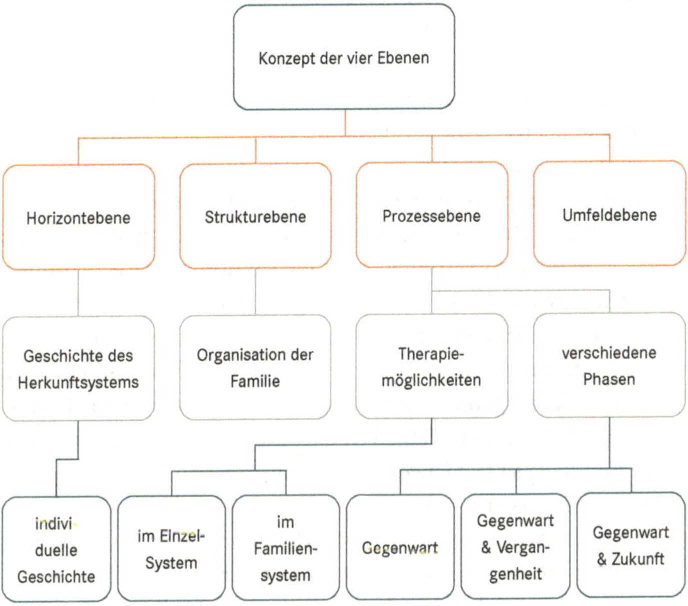

Abbildung 3: Das Konzept der vier Ebenen

Pfad eins: Horizontebene

> »Jedermann erfindet sich letztendlich eine Geschichte, die er für sein Leben hält.«
> Max Frisch

Kontaktabbrüche passieren in Familien auf mehreren Ebenen. Eine davon ist die Horizontebene – wir können versuchen, diese Abbrüche aus der Familiengeschichte heraus zu verstehen: Wie sieht die individuelle Familiendynamik mit ihren ererbten und neugestalteten Werten und Haltungen aus? Was ist die individuelle Geschichte des Systems? Was waren/sind die unbearbeiteten Konflikte, welche Erfahrungen mussten Einzelne machen, welche Einbrüche gab es in den verschiedenen Lebensphasen, wie verliefen die einzelnen Lebenspläne, welche Wünsche gingen in Erfüllung, welche nicht? Wie sah das Bild von Familie aus: Wie viel Individualisierung durfte sein, wie viel Zusammenhalt musste sein? Wie wurde gestritten und wie versöhnt (oder vielleicht auch einfach unter den Teppich gekehrt)? Wie waren die Menschen im Kontakt miteinander?

Auf der Horizontebene hören wir die Lebensgeschichten, wie sie erlebt oder auch erzählt worden sind. Was war wert, weitergetragen zu werden, und was lässt man lieber aus? Tabuthemen und Verschwiegenes gehören genauso dazu wie das Erzählte.

Auf dieser Horizontebene tummeln sich die (vielleicht ganz unterschiedlichen) Wirklichkeitskonstruktionen dieses Familiensystems, so wie es Max Frisch im Eingangsmotto beschreibt.

In den Familienrekonstruktionen steht die Horizontebene im Mittelpunkt: die unwiderruflich geschehenen und erlebten Geschichten (faktische Vergangenheit) im veränderlichen und prinzipiell veränderbaren Blickpunkt des Jetzt. Wie ich die einzelnen Leben sehen will, ob es zum Beispiel Heldengeschichten sind oder doch nur lausige Geschichten von Losern, steht mir frei. Die Horizontebene erkundet die Wurzeln für das gegenwärtige und zukünftige Leben des Einzelnen.

Gerade auf der Horizontebene lohnt sich ein Nachfragen hinsichtlich von Kontaktabbrüchen: Sehr oft kennen die Klienten Kontaktabbrüche als ein probates Mittel aus ihren Herkunftsfamilien. Mal wurde aus Bestrafung das Kind »gelöscht« (das heißt, es wurde so getan, als ob es nicht da wäre – ein Absprechen von Existenz, was ein vernichtendes Gefühl auslösen kann), mal wurde nicht mehr mit dem Partner gesprochen. Kontaktabbruch ist zweifelsfrei eine Lösung – welche Spuren sie hinterlässt, ist eine andere Frage. Hier ist es hilfreich, den Kontaktabbruch als eine sinnvolle Lösung mit Nebenwirkungen anzusehen. Es macht Sinn – und der Preis ist hoch.

Angesichts von gravierenden Nebenwirkungen drängt sich allerdings die Frage auf: Welche alternativen Möglichkeiten gäbe es denn? Und was bräuchte jeder für eine konstruktivere Umgangsweise?

Ein 28-jähriger Sohn bricht zu seinem verwitweten Vater den Kontakt ohne Ankündigung ab. Der Vater bemerkt diesen Abbruch nicht, da er solche Verhaltensweisen als Lösungsversuche von seiner Herkunftsfamilie kennt und er noch zu sehr in der Trauer um seine verstorbene Frau ist. Auch diese Beziehung war nicht unbelastet: Wenn einer mit dem anderen nicht einverstanden war, gab es keine sprachliche Klärung, sondern eine »Abstandsregelung« – solange wir nicht übereinstimmen, muss jeder für sich überlegen, was er/sie will und was denn rechtens wäre. »Rechtens« war meist das, was der Ehemann (oder Vater) wollte. Die Ehefrau war nicht immer der Meinung, dass die männliche Auffassung »rechtens« sei und begehrte des Öfteren, meist aber nur innerlich, dagegen auf, indem sie in den passiven Widerstand ging.

Der Sohn wuchs in diesem Spannungsverhältnis auf und verbündete sich innerlich mit seiner Mutter. Er lernte: Passiver Widerstand ist wirksam und ein probates Mittel. Und jetzt ist es so: Der Vater pocht auf seine »Rechte« und der Sohn entzieht sich. Beide kommen nicht zueinander – zu sich selbst aber auch nicht. Es gibt keine Musterunterbrechung.

Pfad zwei: Strukturebene

Kontaktabbrüche finden im Hier und Jetzt der betroffenen Personen statt und wir können sie aus der Struktur der Familien heraus zu verstehen versuchen. Wie ist die (oft) unsichtbare Anordnung der Teile eines Ganzen geartet, wie sieht die »innere Gliederung« des Systems aus? Das aktuelle Familiensystem ist auch ein Gefüge, das aus Teilen besteht, die sich wechselseitig bedingen, beeinflussen, verstören, schützen und fördern. Wir können auf die individuellen Systemkompetenzen schauen, welche Muster lassen sich wiedererkennen, wo gibt es Gleichklang oder Ausschläge, wo Harmonien und Dissonanzen?

Günter Schiepek (1999) beschreibt in seinem Buch »Die Grundlagen der systemischen Therapie« diese individuellen Systemkompetenzen, wo es um die Sozialstrukturen und ihren Kontext geht, aber auch um den Umgang mit der Dimension »Zeit«, um soziale Kontaktfähigkeiten, emotionale Dimensionen und Systemförderungskompetenzen.

Die Strukturebene betrifft die nahe Vergangenheit und die Gegenwart: Eine Paarbeziehung hat sich verfestigt und eine »Familie« entstand. Das heißt, zwei Herkunftssysteme begegnen sich (oder prallen auch manchmal aufeinander), es entwickelt sich eine eigene Form nach den Vorstellungen und Erfahrungen des Paars. Wie »organisiert« sich das System, welche Rollenverteilungen hat es? Und wie sieht die familiale Funktionsfähigkeit aus? Welche Altlasten werden in das neue System (bewusst oder unbewusst) hineingetragen? Können sie wahrgenommen, verstanden und kommuniziert werden? Auch die polarisierenden Interaktionen in der Familie spielen eine Rolle: Wie soll der Umgang mit Autonomie und Abhängigkeit, Identifikation und Abgrenzung, Nähe und Distanz, Geben und Nehmen, Konflikt und Versöhnung, Freude und Angst, Rolle und Person gelebt bzw. gestaltet werden?

Pfad drei: Prozessebene

Kontaktabbrüche stehen oft am Anfang von Therapieanliegen. Ihre Geschichte liegt aber so gut wie immer in der Vergangenheit begründet. Was waren die Prozesse, die möglicherweise unbemerkt auf der anderen Seite vonstattengingen? Was ging in der Routine des Alltags unter und ist erst im Nachhinein ein Nachdenken wert?

Die Prozessebene beinhaltet den Verlauf oder Ablauf der aktuellen Familiengeschichte: Wie ist es zu was denn überhaupt gekommen? Was sind im Rückblick die entscheidenden Entwicklungen oder Stolpersteine, die – wenn man sie früher wichtiger genommen hätte – vielleicht noch korrigierbar gewesen wären? Und vor allen Dingen die Frage: Wie geht das »System« jetzt mit diesem Kontaktabbruch um? Auf welche Copingstrategien greift es zurück, welche Ressourcen werden aktiviert, wie sieht der Umgang mit Kummer und Leid aus?

Der Zeitpunkt für die Kontaktaufnahme zur Therapie oder Beratung liegt innerhalb dieser Prozessebene – der Kontaktabbruch ist in dieser Phase meist schon geschehen. Was ist dem vorangegangen? Auf dieser Ebene bekommen wir als Therapeutinnen einen Einblick in die Wirklichkeitskonstruktion unserer Klientel. Was bekomme ich an Informationen, was darf ich wissen, was wird (noch) verschwiegen? Der oder die Verlassene/Verlassende sitzt allein, oder auch als Eltern zu zweit, vor mir und dahinter wird der »Chor hinter den Kulissen« mehr oder minder deutlich sicht- und hörbar.

Die Prozessebene ist unser Arbeitsfeld: Von dort aus schauen wir auf das Leid in der Gegenwart, auf die Geschehnisse in der Vergangenheit und suchen nach Optionen für die Zukunft. Diese Ebene grätscht immer wieder in die anderen Ebenen hinein, wenn es um die Geschichte des Systems, seine Organisation und seinen Kontext bzw. sein Umfeld geht.

Pfad vier: Umfeldebene

Die Umfeldebene betrifft das gegenwärtige Lebensumfeld mit seinem aktuellen sozialen Netz. Kontaktabbrüche werden oft als schambehaftete Themen empfunden und so wird ein Abbruch nach außen hin oft verschwiegen, die Abwesenheit zum Beispiel des Kindes »erklärt«. Man befürchtet belastende Fragen, die die Eltern ja für sich selbst schon nicht beantworten können, die möglicherweise Auswirkungen auf die soziale Stellung der Familie haben könnte (»Was sollen die nur von uns denken? Was müssen das denn für Eltern sein, dass ein Kind sie verlässt? Was für ein Kind haben die denn in die Welt gesetzt?«). Die Verlassenen befürchten eine Be- oder auch Verurteilung durch andere, sind oft sehr ambivalent in ihrem Schmerz über den Kontaktabbruch und der Bedürftigkeit, darüber zu reden. Dies zu tun, könnte helfen, die Scham dabei aber ist oft hinderlich. Hier tritt das Selbst- und Fremdbild als Familie zutage: Wie sind wir und wie wollen wir gern gesehen werden? Was sollte auf jeden Fall unter uns bleiben und wer aus dem außerfamiliären Kontext darf was und wie viel wissen? Welchen Einfluss diese Umfeldebene haben kann, mag ein Fallbeispiel verdeutlichen.

Eine 24-jährige Tochter bricht den Kontakt zu ihren Eltern ab. Diese leben in einer dörflichen katholischen Gemeinde, wo beide Elternteile sehr aktiv sind. Einen großen Einfluss auf das Leiden der Eltern hat der Gedanke »Was sollen denn die Nachbarn und Gemeindemitglieder von uns denken?«. Sich selbst als »gutes Vorbild« erlebend, haben sie gerade die entsetzliche Befürchtung, »ein warnendes Beispiel« zu sein. Ihre Reputation ist in Gefahr und das muss verhindert werden. Arglose Nachfragen der Dorfbewohner zur Tochter bringen die Eheleute mehr und mehr in Bedrängnis, und sie bauen sich ein Erklärungskonstrukt, das sie immer wieder den neuen Nachfragen anpassen müssen. Das führt langsam zu einer Erschöpfung, und die Aggressionen gegenüber der Tochter darüber wachsen, die eigenen Eltern einem derartigen Stress bzw. drohenden Gesichtsverlust auszusetzen. Der Schmerz über das Verhalten der Tochter ist groß. Größer aber noch ist der befürchtete Verlust von Reputation.

Zwischenfazit

Die therapeutische Arbeit erfolgt auf der Prozessebene und strahlt auf alle anderen Ebenen aus. Auf der Prozessebene entscheidet sich, wie und mit wem wir arbeiten können. Meist ist es nur eine Seite (Verlassene oder Verlassende), selten kommt die ganze Familie.

Demnach unterscheidet sich die Arbeit: Es macht einen Unterschied, ob wir mit einer Seite oder dem ganzen System arbeiten – Fallstricke und Minenfelder sind aber fast immer präsent.

Das Zwei-Welten-System und das Konzept der vier Ebenen können als eine Art theoretischer Untermauerung der praktischen Arbeit gesehen werden. Sie bieten Sortierungs- und Ordnungsstrukturen, die in der beraterischen Arbeit hilfreich sein können.

Teil 2: Die Arbeit in Systemen mit Kontaktabbrüchen – Praxis

Zwischen den Zeiten: Phasen der therapeutischen Arbeit

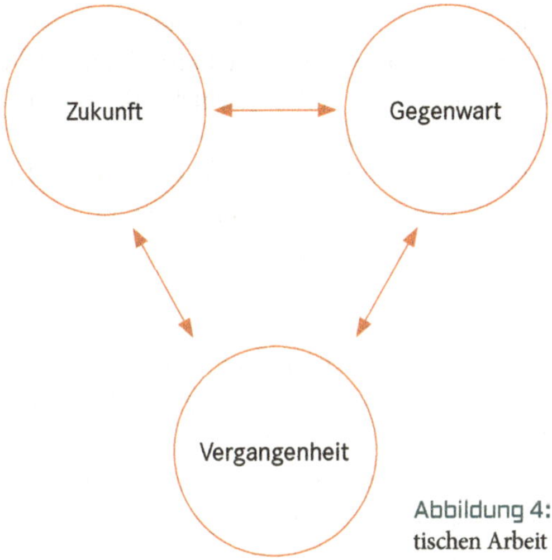

Abbildung 4: Phasen der therapeutischen Arbeit

Die therapeutische Arbeit gliedert sich oft in drei Phasen (siehe Abbildung 4), wobei die Übergänge fließend sind. Genauer betrachtet, gibt es natürlich mehr Phasen: Wir arbeiten sowohl an der gegenwärtigen Zukunft und zukünftigen Gegenwart als auch an der vergangenen Gegenwart oder zukünftigen Vergangenheit.

Auch hier gilt es wieder zu beachten, dass die vorgeschlagene »Chronologie« nicht bindend ist. Wir können uns und die Klientel in der Abbildung 4 in die Mitte stellen und von dort aus agieren. Je nach Erleben, Vorkommnissen, Entwicklungen sind wir in allen Phasen immer mal wieder unterwegs.

Die Erfahrung in der therapeutischen Arbeit zeigt aber doch, dass es in der Regel sinnvoll ist, in diese drei Phasen zu unterteilen, besonders dann, wenn es zum Ende der Beratung um den Rückblick und Ausblick geht. Wie sind die Klienten gekommen und was brachten sie mit? Wo stehen sie jetzt und wo wollen sie hin?

In der *ersten Phase* steht die Gegenwart im Vordergrund: das momentane Leid, der Zorn, die Verunsicherung, die Fragen nach dem Warum. In dieser Phase geht es noch nicht um Lösungen, sondern um die Gestaltung der Gegenwart: Wie kann ich mit diesem Abbruch umgehen? Meist bewegt sich hier das Denken in Endlosschleifen, deren Gefahr darin liegt, dass es bei aller Wirklichkeitskonstruktion kein Korrektiv gibt. Es gibt ja eben keine Erklärungen!

In der *zweiten Phase* geht es sowohl um Gegenwart (das Leid hält an) als auch um Vergangenheit: Wie ist die Geschichte des Kontaktabbruchs? Wer würde was wie erklären?

In der *dritten Phase* geht es wiederum um die Gegenwart (das Leid hält an), die Beschäftigung mit der Vergangenheit bleibt aktuell und ermöglicht vielleicht Entwürfe in die Zukunft. Der Blick ist nach vorne gerichtet.

Gefahrenquellen gibt es in jeder einzelnen Phase und auf den verschiedenen Ebenen: Was könnte aufbrechen? Welche verborgenen Wünsche, Erwartungen, Ansprüche werden durch den aktuellen Konflikt verdeckt? Welche verdeckten Paarkonflikte brechen auf, welche verdeckten Konflikte aus den jeweiligen Herkunftsfamilien? Wunde Punkte, blinde Flecken, versehrte Selbstbilder, enttäuschte Lebensentwürfe – vieles von dem, was erfolgreich unterdrückt wurde, taucht wieder an die Oberfläche. Das alles aufzugreifen könnte zu einem tieferen Verständnis für sich und die anderen führen. Doch der Zeitpunkt bleibt heikel. Wann sind wir bereit, diese Krisen als Chancen zu begreifen? Wann haben wir die innere Kraft, uns unseren Themen zu stellen? Im direkten Schmerz ist das (noch) nicht möglich. In der beharrlichen Abwehr ebenfalls nicht.

Wenn Klienten eine Beratung zu diesem Thema aufsuchen, ist in der Regel schon sehr viel geschehen und (vielleicht) noch mehr unternommen worden. Meist ist der Abbruch eine ganze Zeitlang her, meist haben die Betroffenen alles das unternommen, von dem sie glaubten, dass es hilfreich sein könnte. Die ersten Gefühlsbäder sind durchlaufen, und es bleibt Ratlosigkeit, Wut, Empörung, Trauer, Verzweiflung – je nach Veranlagung und individueller Geschichte.

Manchmal sind durch wohlgemeinte und nicht wirksame Interventionen die »Fronten« verhärtet, manchmal ist einfach nur Leerlauf.

Seit Tina Soliman ihr Buch »Funkstille« (2011) und nachfolgend »Der Sturm vor der Stille« (2014) veröffentlicht hat, ist die Schamgrenze zu diesem Thema nicht mehr ganz so undurchlässig. Es geht vielen Familien so – und allein dies zu wissen, schafft Entlastung in den betroffenen Familien.

Phase 1: Gegenwart

Es gibt eine schöne überlieferte Geschichte zu den Wirklichkeitskonstruktionen in einem problembehafteten System (in einem Seminar mündlich überliefert):

Der Mann eines streitenden Paares kommt zum Rabbi und schildert ihm seine Situation. Der Rabbi nickt nach einigem Nachdenken und sagt »Du hast recht!« Der Mann, läuft hocherfreut nach Hause und erzählt dieses Ergebnis seiner Frau. Diese läuft ihrerseits empört zum Rabbi und erzählt ihm nun ihre Version. Nach längerem Nachdenken bescheidet er auch ihr: »Du hast recht!« Der Sohn des Rabbi, der im Nebenraum die Gespräche verfolgt hatte, ging daraufhin empört zu seinem Vater: »Du hast dem Mann recht gegeben und später dann seiner Frau, das geht doch nicht!« Und der Rabbi antwortet nach kurzem Nachdenken: »Sohn, du hast recht!«

In der ersten Beratungsphase geht es genau um dieses »Rechthaben«. Meist ist der Abbruch des Familienmitglieds schon eine Weile her. Und Eltern/Kinder haben verschiedenste Lösungsstrategien schon ausprobiert, die sich nicht als hilfreich erwiesen haben.

Diese erste Phase ist gekennzeichnet durch unkommentiertes Annehmen der Erzählungen der Klienten. Wir geben ihnen nicht die Bestätigung, dass sie recht haben, es ist eher die Bestätigung der Glaubwürdigkeit des Erlebten: Wir glauben ihnen, dass sie es glauben. Es geht weiterhin um aktives Zuhören, Vertrauen aufzubauen, Scham zu verstehen, nicht zu werten und die »Opfer«-Darstellung unbezweifelbar anzunehmen.

In dieser Phase ist das Balancemodell von Alexander Trost (2007) sehr hilfreich für das Verständnis:

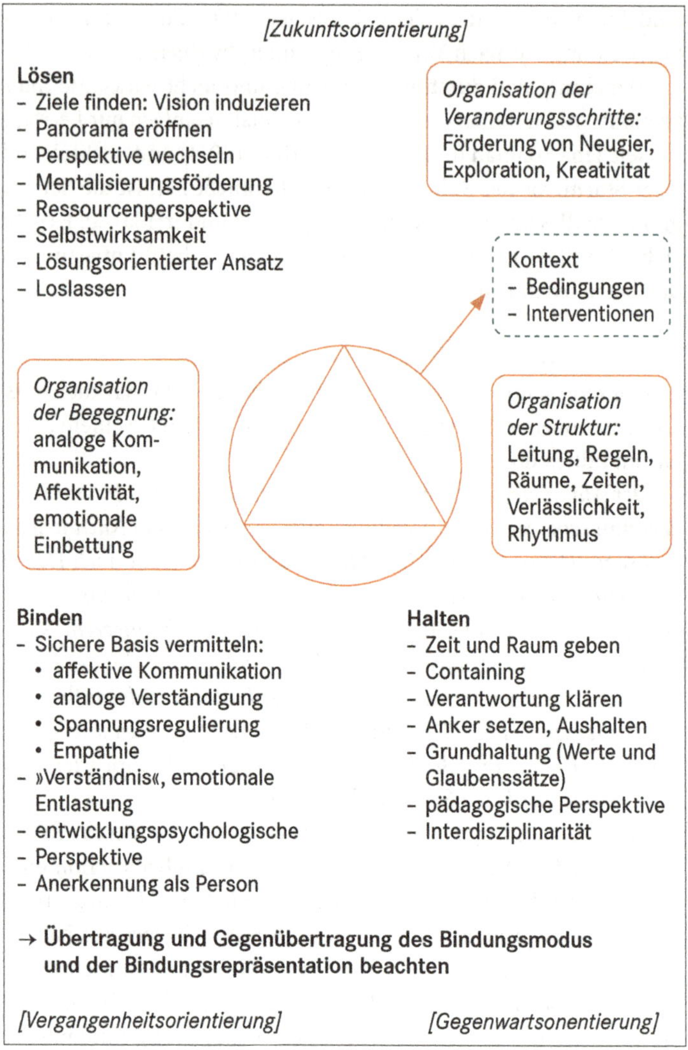

Abbildung 5: Balancemodell für die therapeutische Beziehungsgestaltung (aus: Trost, 2007)

Menschen sind Bindungswesen. Bindung und Halt sind von Geburt an entwicklungsgestaltende Faktoren und bleiben es ein Leben lang. Ob und wie nach Lösungen für anstehende Probleme gesucht wird, hängt von der Qualität dieser Erfahrungen und ihren Aktualisierungen ab. Schon als Säuglinge speichern wir die sehr frühen Beziehungserfahrungen, woraus sich ein inneres Arbeitsmodell entwickelt, das sich im Laufe der Zeit verfestigt.

Gerade in Systemen mit Kontaktabbrüchen gibt es Bindungsthemen. Meist sind Bindungsprobleme auszumachen – oft sind es Eltern, die nicht gelernt hatten, mit Beziehung (Bode, 2004, 2015) umzugehen, geschweige denn darüber zu sprechen.

Das führt zu der Frage: Ist es heute einfacher, den Kontakt abzubrechen? Junge Erwachsene von heute sind selbstbewusster, haben mehr Entscheidungsfreiheit, glauben, etwas einfordern zu können. Sie wurden erzogen in einer Atmosphäre der Offenheit – »deine Bedürfnisse zählen« – und sie scheuen sich nicht, ihre Eltern mit deren »Fehlverhalten« zu konfrontieren. Sie glauben – und so sind sie erzogen worden – ein selbstverständliches Recht auf eine gute bis optimale Ausgangslage zu haben. Für die Eltern, die in einer ganz anderen Zeit großgeworden sind, die es sich für ihre Kinder besser erhofft haben, kommt der Bumerang zurück. Darauf könnten sie gekränkt und betroffen reagieren: »Wir haben dir doch schon andere Horizonte eröffnet, und so dankst du es uns jetzt! Du kannst gar nicht wertschätzen, was wir dir hier gegeben haben. Das war zu unserer Zeit eine Revolution, und wir haben es gut mit dir gemeint und wollten dich von unseren Erfahrungen profitieren lassen. Das ist nun dein Dank!«

Für die therapeutische Arbeit bedeutet das die Vermittlung einer sicheren Basis für die anstehenden Themen, eine sensibel geführte und entlastende Kommunikation anzubieten (Verständnis zu signalisieren, wertfreies Annehmen der Geschichten).

Das Ambivalenzerleben der Klienten ist zu Beginn oft sehr stark: Aggression und Sehnsucht, Wunsch und gleichzeitig Angst hinsichtlich Nähe, den Verlassenden lieben und hassen.

Die Schwierigkeit, ambivalente Erfahrungen in ihrer gegensätzlichen Vielfalt bestehen und gelten zu lassen, kann zu unproduktiven Verhaltensmustern und Haltungen führen. Viele Klienten fühlen sich in dieser Phase überfordert und reagieren darauf mit heftigen Stresserscheinungen (Schlaflosigkeit, Spannungskopfschmerz, Nervosität, Grübelzwänge) – alles Symptome, die schwer aushaltbar sind.

Sie glauben, dass es ihnen mit einer schnellen Entscheidung besser ginge. Aber diese Entscheidung würde dann aufgrund der Unaushaltbarkeit der inneren Spannung getroffen und nicht aufgrund der bestehenden familiären Situation. Das »Ich« würde entscheiden, nicht das »Wir«: »Ich halte das nicht mehr aus« statt »Was können wir tun, damit es uns besser geht?«

Wenn wir als Therapeutinnen und Therapeuten diese (quälenden) Ambivalenzen aufnehmen und ihnen die Berechtigung als gerade vorherrschende Gefühle geben (eine nachvollziehbare und plausible Realität), wird den Klienten die gefühlte Notwendigkeit einer Entscheidung genommen.

In der ersten Phase der Beratung oder Therapie ist meist noch sehr viel Unruhe, Unsicherheit, Widersprüchlichkeit und Hilflosigkeit. Hinzu kommen oft (nicht immer eingestandene) Schamgefühle – das Außenbild ist wichtig: »Wenn jemand es nicht mehr in diesem System aushält, müssen wir ja wohl etwas Schreckliches getan haben.«

Auch beunruhigende, ängstlich unterdrückte Gefühle von »Schuld« machen sich leise bemerkbar und müssen sofort wieder im Zaum gehalten werden, weil es sonst noch unerträglicher würde.

Hier macht es einen Unterschied, ob wir mit Einzelpersonen oder Paaren oder Familien arbeiten. »Schuld« ist ein sehr heikles Thema und hier können erste Klippen in Gesprächen entstehen: Wie sieht sich jede in ihrer Verantwortung? Wo könnte es Schuldzuweisungen geben oder wo einigen sich mehrere auf *eine* Lesart? (siehe auch Kapitel »Familien bei Kontaktabbrüchen begleiten: Grundlegende Szenarien«).

Das alles gibt schon Einblicke in die jeweilige Familiendynamik und kann zu Hypothesenbildungen führen, die aber nicht unbedingt zu diesem Zeitpunkt transparent gemacht werden müssen.

Generell schlage ich bei diesem Thema gern ein Reframing für »Schuld« vor. Von der »Schuld« zur »Verantwortung« und von dort aus zur »Einflussnahme«. Aus der »Schuld« können wir nur »entschuldigt« werden, während wir Verantwortung übernehmen und in der Einflussnahme den Rahmen abstecken können, in dem wir vielleicht wirksam waren.

In der ersten Phase der Beratung herrscht die therapeutische Botschaft vor: »Ihr habt Furchtbares erlebt und ich höre euch zu. Ich glaube euch, zeige euch mein Mitgefühl, und wir können gemeinsam schauen, was in dieser Situation möglich ist. Alle auftretenden Gefühle haben ihr eigenes Recht und sollen unzensiert geäußert werden dürfen. Ich biete euch einen sicheren Raum, in dem wir gute Plätze für diese Gefühle finden können.

Dann können wir den Erlebensraum behutsam erweitern: Das vorherrschende Leid betrifft ja nicht alle Lebensbereiche, auch wenn es oft anfangs so empfunden wird. Was also klappt im Moment trotzdem noch gut? Wo gibt es Freude, Entspannung, Abwechslung, mehr Unbeschwertheit? Bei wem und in welchen Situationen?«

Diese »Ausnahmefragen« dürfen nicht zu früh gestellt werden, da sie sonst als zynisch und den Schmerz bagatellisierend aufgenommen werden könnten.

Phase 2: Gegenwart und Vergangenheit

> »Verstehen kann man das Leben nur rückwärts,
> aber es muss vorwärts gelebt werden.«
> Kierkegaard (1923, S. 203)

Wenn Bindungs- und Haltangebote tragen, die belastenden Gefühle (Trauer, Aggressionen, Unverständnis, Leid) ihren Platz bekommen haben, die Ambivalenz verstanden und ausgehalten werden kann, sind erste Schritte hin zur Rückschau möglich. Das kann in vielerlei Hinsicht erfolgen.

Wir können zum Beispiel mit einer *Timeline* zum Kommunikationsverhalten im System arbeiten – etwa mit der Frage: Wo gab es möglicherweise (erst jetzt in der Rückschau sicht- und erkennbare) bereits kleinere Kontaktabbrüche?

Wenn eine Haltung wie die im Eingangsmotto zitierte eingenommen werden kann, bedeutet das für die Klienten eine Entlastung – sie haben die innere Kraft und den Abstand gewonnen, in Ruhe auf ihre Vergangenheit schauen zu können.

Ein anderes Vorgehen wäre die *Rückschau* auf vorangegangene schwierige Situationen. Tina Soliman (2011) nennt das »Knoten« in den Beziehungen. Wo wären in solchen Situationen Auseinandersetzungen vielleicht hilfreich gewesen, wo sind sie (aus guten Gründen) unterdrückt worden? Welche Verletzungen, Kränkungen könnten sichtbar werden?

Dabei gilt: Der Kontaktabbruch findet zu einem Zeitpunkt statt, die kränkenden und verletzenden Erlebnisse finden jedoch meist in Zeitphasen statt.

In dieser Phase ist eine Art *Psychoedukation* (vgl. auch im Kapitel »Verlassene und Verlassende begleiten: Systemische Kompetenzen« den Abschnitt »Psychoedukation: Wissen vermitteln«) sehr hilfreich: die Verdeutlichung dessen, dass wir im Hier und Jetzt stehen (wieder der Zeitpunkt) und auf die Vergangenheit als Zeitphase schauen. Muster in Familien bilden sich schleichend und unauffällig (»Irgendwann haben wir dann aufgehört, miteinander zu reden, nachzufragen, uns gegenseitig für den anderen zu interessieren«). Wenn sie mit einem Paukenschlag einherkämen, wären sie einfacher zu erkennen. Der Alltag in Familiensystemen ist oft anstrengend und Routine hilft immer, auftauchende Klippen zu umschiffen. Routine hält das Familienleben in Gang und wenn wir immer wieder Gewohnheiten hinterfragen, kommen wir nicht zu all den Dingen, die anstehen. Routine sollte also wertgeschätzt werden als etwas, das das System am Laufen hält.

Wenn das als Grundsatz erklär- und verstehbar gemacht wird, können die Klienten sich leichter der Vergangenheit zuwenden.

Weiterhin können Erklärungen zu *Wahrnehmungs- und Wirklichkeitskonstruktionen* dabei helfen, den Einstieg in andere Konstruktionen zu erleichtern. Wenn jeder in seiner Wahrnehmungs- und Wirklichkeitskonstruktion »recht« hat, braucht er/sie sie nicht zu verteidigen (was wieder Aufmerksamkeit bündeln würde).

In dieser Arbeitsphase sind dann schon *zirkuläre Fragen* (»Wer, glauben Sie, würde die von Ihnen beschriebene Situation anders beschreiben?«) und *hypothetische Fragen* möglich (»Gesetzt den Fall, Sie würden diese Verletzungen im Moment nicht fühlen, wie würden Sie dann reagieren? Welche Fragen würden Sie dann stellen?«).

Das Einnehmen von Rollen anderer ist aber nur möglich, wenn Bindung und Halt weiterhin sicher gewährleistet werden.

Wenn wir es als Therapeutinnen und Therapeuten schaffen, in unseren Klienten die *Neugierde* auf mögliche Erlebensweisen des anderen zu wecken, entlasten wir sie in ihrer momentanen Situation als »Hilfesuchende«: Wir können gemeinsam ein *»Expertenteam«* werden und aus dieser Distanz heraus auf ihr Familiensystem schauen. Als Experten sind sie nicht so nah am Thema und fühlen sich nicht mehr schutzlos ihren Gefühlen ausgeliefert. Dazu sind sowohl *Vorstellungsvermögen* als auch *Kreativität* der Klienten gefragt. Expertentum schafft innere Distanz.

Dieses Vorgehen hat zwei Vorteile: Zum einen schätzen wir unsere Klienten als Experten wert (sie sind diejenigen, die das System kennen) und zum anderen unterstellen wir ihnen die Fähigkeit zum Perspektivwechsel, der die Einfühlung in das andere System erlaubt – eine Ressource, auf die wir später zurückgreifen können. In diesem »Experiment« können wir – vom anderen unbemerkt – schon erfahren, inwieweit die Klienten überhaupt in der Lage sind, sich in fremde Systeme einzufühlen. Wenn es hier gut gelingt, ist die Wahrscheinlichkeit groß, dass sie auch später in der Lage sein werden, sich zum Beispiel als Verlassene in die Verlassenden einzufühlen.

In dieser Phase findet die (schmerzhafte) Rückschau auf das gemeinsame Leben statt. Eigenanteile können gesehen werden und die Einsicht in andere Wirklichkeitskonstruktionen wächst. Wenn diese Haltungen tragfähig bleiben und der Umgang mit Erinnerungen weniger starr wird (»So und so war es und nicht anders!«), fällt es den Klienten leichter, sich dem Thema weiter zu öffnen.

Erinnerungen nehmen einen großen Teil der Gespräche ein und haben dementsprechend Gewicht. Verena Kast (2010, S. 38 f.) schreibt dazu: »Erinnerungen sind nicht statisch, sie sind in stetiger Wandlung begriffen, einige mehr als andere. Je nachdem, in welcher Situation wir sie abrufen oder sie uns einfallen, verändern sie sich etwas. […] Erinnerungen sind abhängig von den Situationen, in denen wir erinnern, aber auch von der Stimmung, in der wir sind […] Die Emotion, die Stimmung, in der wir uns befinden, lässt uns Geschichten auswählen […] Sind wir depressiv gestimmt, erzählen wir vielleicht eine andere Geschichte, als wenn wir uns inspiriert fühlen […] Das heißt aber auch, dass wir die gleichen Geschichten etwas anders erzählen können […] Psychotherapie verändert nicht die Fakten, aber der Blick, den wir auf diese Fakten werfen, und damit verändert sich auch die emotionale Bedeutung.«

Es geht um den freundlicheren Blick auf die Geschichte, der es dann auch ermöglicht, die anders erzählten Erinnerungen freundlicher anzuhören. Dass dieser freundliche Rückblick nicht immer möglich ist, veranschaulicht ein Fallbeispiel:

Ein 75-jähriger Mann lebt mit seinem Sohn seit über 20 Jahren in einer »on-off-Beziehung«. Der Sohn hat (losen) Kontakt zu seiner Schwester und Mutter, gegen den Vater erhebt er bittere Vorwürfe. Auf Bitten der Mutter (sie pocht auf ihre verbleibende Lebenszeit) kommt der Sohn mit Mutter und Schwester in die Praxis. Die Geschichten werden aus verschiedenen Perspektiven erzählt - das Leid aller ist sehr groß. Der Vater wurde als dominant empfunden, die Mutter als zu nachgiebig ihm gegenüber - auf Kosten der Kinder -, die Mutter schildert das Gefühl der Zerrissenheit zwischen Kindern und Ehemann zu ihren Lasten. Jeder ist mit jedem unzufrieden. Perspektivwechsel werden langsam möglich, verziehen wird aber nicht. Der Mutter wird im Lauf der Zeit mehr Verständnis und Mitgefühl gezeigt (sie ist eine sehr zarte, durchscheinende Frau, die unglücklich auf ihrem Stuhl in sich zusammensinkt). Sie nimmt alle Vorwürfe an, entschuldigt und erklärt sich.

Nach einem halben Jahr ist auch der Vater bereit, mitzukommen. Wir besprechen vorher, dass er nicht in die Anklageposition (drei gegen einen) gedrängt werden darf, Eltern sollen zusammensitzen, und die Geschwister etwas weiter auseinander. Das wäre vermutlich nicht die freiwillige Sitzordnung und wird aus Rücksicht auf den Vater gewählt. Es ist eine Einladung an ihn, sich einzulassen.

Der Vater berichtet von seiner schweren Geschichte, welche Opfer er für Frau und Kinder gebracht habe, von seiner eigenen Herkunft (Armut, kinderreiche Familie, Vater kriegsversehrt und hart, eigenfinanziertes Studium, mit eigenen Händen erbautes Familienhaus). Dass der Sohn dabei habe helfen müssen, sei ja wohl selbstverständlich, schließlich habe er durch ihn ein bequemes Zuhause bekommen. Die Einladung, sich in den Sohn hineinzuversetzen - was es wohl für einen Jugendlichen bzw. jungen Erwachsenen bedeute, jeden Abend und jedes Wochenende auf dem Bau behilflich sein zu müssen -, nimmt er nicht an. »Vorwürfe« seien in jeder Form unangebracht. Er wird laut und heftig. Die Frau versucht ihn zu beschwichtigen, was nicht gut gelingt. Der Sohn zuckt die Achseln (»Das kenne ich ja gut«) und zieht sich zurück. Der Vater bleibt aufgebracht und wirft allen in der Runde Undankbarkeit vor. Es gelingt mir nicht, ihn ruhiger zu stimmen.

Da liegen natürlich einige Fragen nahe: Was hindert ihn, eine andere Position einzunehmen? Was hat es mit dem Thema »Schuld« in seiner Geschichte auf sich? Was begünstigt dieses hohe Stresserleben im Kontakt zu seinen Kindern? Eine Arbeitshypothese wäre die Annahme gewesen, dass er sich mit dominantem Auftreten schützen möchte und seine Stimme so laut werden muss, dass sie innere - vielleicht andere - Stimmen übertönt.

Die Familie verabschiedet sich und es gibt in Folge nur noch zwei Einzelgespräche mit der Mutter, von denen der Ehemann nichts wissen soll.

Phase 3: Gegenwart und Zukunft

Für Verlassene sind eine freundlichere Haltung zur eigenen Geschichte, ein Bewusstsein über das eigene Expertentum, das Wissen über unterschiedliche Wahrnehmungen und der Verzicht auf Bewertungen des eigenen Lebens eine gute Basis zur Annäherung an die möglicherweise ganz anders erlebte Geschichte der Verlassenden.

In dieser Phase können »Vorstöße« in die Zukunft entstehen, mögliche Lösungsszenarien entworfen werden.

Wenn ich mich mit meiner Geschichte versöhnlich beschäftigen kann, meine eigenen blinden Flecken und wunde Punkte besser kennengelernt habe, mich nicht von außen be- oder verurteilt fühle, kann ich über »Angebote« nachdenken, die ich dem Menschen, der mich verlassen hat, machen könnte.

Dies ist die Phase, in der wir als Therapeuten mit den Klienten verschiedene Szenarien entwerfen. Manche beziehen die Verlassenden mit ein, manche nicht. In dieser Phase wird der Ressourcenkoffer der Klienten neu gepackt – sowohl im Umgang mit sich selbst und der momentanen (und vielleicht bleibenden) Situation als auch im Umgang mit den Verlassenden.

Welche »Angebote« an die Verlassende sind möglich? Wozu können sich die Verlassenen überwinden, zu welchen »Vorausleistungen« wären sie fähig? (Die in der Phase 1 erlebten Ambivalenzen bleiben ja lebendig!).

In der gemeinsamen Arbeit können verschiedenste Vorgehensweise diskutiert werden und Reaktionsmöglichkeiten entworfen werden. Das birgt natürlich die Gefahr in sich, dass wieder parallele Welten entstehen, deshalb ist es wichtig, ganz unterschiedliche Reaktionen vorzustellen und entsprechende Umgangsweisen damit zu überlegen, bevor überhaupt der reale Versuch einer (vielleicht erneuten) Kontaktaufnahme gestartet wird. Je mehr Vorstellungen, desto besser. Als Therapeutin biete ich gern die Rollenübernahme der/des Verlassenden an, sodass die Klienten sich üben können, mit vielleicht harschen Rückmeldungen, Löschen von Kontaktaufnahmen, Vorwürfen und Schuldzuweisungen umzugehen. Auf der Metaebene können wir jede Reaktion genauer untersuchen, welche Gefühle sie auslöst, an welche eigenen Themen es rührt, was die spontane Reaktion wäre und wie eine vielleicht sinnvollere Reaktion aussehen könnte.

In dieser Phase biete ich eine Kontaktaufnahme von meiner Seite aus an, was manchmal auch angenommen wird. Auch hier gibt es Klippen, die umschifft werden sollten. Wenn ich eine Kontaktaufnahme anbiete, bitte ich die Verlassenen, die Verlassenden – zum Beispiel Sohn oder Tochter – zu fragen, ob sie deren Adresse an mich weitergeben dürfen (eben zum Zweck der Kontaktaufnahme). Das ist deshalb wichtig, da die Verlassenden oft das Gefühl der Grenzüberschreitungen hatten: Würde ich jetzt ungefragt die Adressen bekommen und mich melden, wäre das eine Wiederholung von Grenzüberschreitung. Mit der Anfrage wird meist zweierlei erreicht: Zum einen wird signalisiert, dass da jemand (ich) ist, der die Grenzen achtet, und zum anderen wird damit suggeriert, dass die Verlassenen vielleicht »etwas gelernt« hätten in den Beratungsstunden. Dass ich die Grenzen achte, suggeriert den Verlassenden zudem, dass jemand da ist, der »aufpasst«.

Es geht aber auch um die momentane eigene Lebensgestaltung. Welche Bereiche werden von dem Kontaktabbruch nicht (oder weniger) berührt? Was sind die Eltern noch, wenn sie »kinderlose Eltern« sind – wie definieren sie sich, wenn sie die Mutter-/Vaterrolle nicht aktiv leben können? Welcher Anteil in ihnen könnte den Mutter-/Vateranteil trösten? Welche Themen hätten sie noch, wenn der Kontaktabbruch nicht geschehen wäre? Was bedeutet der Kontaktabbruch für die Paarbeziehung?

In der dritten Phase ist der Kontaktabbruch mehr zum »Alltag« geworden. Der Schmerz hält an, bestimmt aber nicht mehr das ganze Leben.

Manchmal kommt es in dieser Phase vor, dass die verlassenden Familienmitglieder sich zu einem gemeinsamen Gespräch bereit erklären. Das erfordert eine besondere Vorbereitung (vgl. Kapitel »Familien bei Kontaktabbrüchen begleiten: Grundlegende Szenarien«).

Zwischenfazit

»Zwischen den Zeiten« bedeutet ein Oszillieren zwischen den nicht wirklich abgrenzbaren Zeiten. Wir arbeiten nicht chronologisch mit einmal erworbenen »Erkenntnissen und Einsichten« (das ist die Vergangenheit, die in die Gegenwart gemündet ist und hier kann auch die Zukunft beginnen). Eher bewegen wir uns (oft unvorhersehbar) zwischen diesen Phasen – so beim aufbrechenden Schmerz, in der Hoffnung auf Besserung, im gegenwärtigen Aushalten.

Das erfordert von uns in der Begleitung unserer Klienten Beweglichkeit, Flexibilität und Aufmerksamkeit.

Das allein wäre aber nicht ausreichend. Die systemische Grundhaltung beinhaltet sehr viel mehr als nur Beweglichkeit, Flexibilität und Aufmerksamkeit. Davon spricht das ganze Buch, insbesondere aber auch das nächste Kapitel zu den systemischen Kompetenzen.

Verlassene und Verlassende begleiten: Systemische Kompetenzen

Der systemische Blick: Handlungsoptionen vermehren

Von unserer Haltung hängt es ab, wie wir uns in Familiensysteme einladen lassen und wie wirksam wir zusammenarbeiten können. Und so gelten die folgenden Haltungen jedem (auch abwesenden) Familienmitglied gegenüber:

- Neugierde auf jeden Einzelnen, auf die ganz eigene Dynamik im System, auf das Zusammenwirken, auf die Problembeschreibungen und Erklärungsmodelle.
- Achtung vor jedem Einzelnen, vor jeder Wahrnehmungs- und Wirklichkeitskonstruktion.
- Allparteilichkeit im gesamten System (»Jeder hat recht!«).
- Wertschätzung jeder Person in ihrem Sosein, ihrem Werdegang, ihren Werten.

- Akzeptanz (der subjektiven Sichtweisen) und Offenheit für das »fremde System«.
- Professionelle Empathie: Die Fähigkeit, sich in fremde Welten einzuleben, die Gefühle nachzuempfinden, einzutauchen in diese Welt, um dann wieder in die eigene Welt zurückzukehren, damit wir handlungsfähig bleiben.
- Neutralität (Konstrukt-, Problem-, Beziehungsneutralität).

Systemische Berater versuchen, sich in die Gedanken- und Lebenswelt der Mitglieder eines Systems einzufühlen, ohne aber für eine Seite Partei zu ergreifen. Neutralität kann nie erreicht, allenfalls tendenziell angestrebt werden. Arnold Retzer (in Ritscher, 2007) unterscheidet drei verschiedene »Neutralitätsbereiche«:
- *Beziehungsneutralität:* die Verpflichtung des Therapeuten/der Beraterin, etwa innerhalb eines konflikthaften familiären Systems einseitige Parteinahmen zu vermeiden.
- *Problemneutralität:* der Anspruch, die präsentierten Probleme weder positiv noch negativ zu bewerten und im Hinblick auf die sich aus der Problembeschreibung ergebende Notwendigkeit der Veränderung oder Nichtveränderung keine eindeutige Position zu beziehen.
- *Konstruktneutralität:* das Bestreben, positive oder negative Bewertungen der präsentierten Wirklichkeitskonstruktion, der Beschreibungen, Erklärungen, Bedeutungs- und Sinngebungen weitgehend zu vermeiden.

Klaus Mücke (2003) unterscheidet fünf Gebote der Neutralität:
- *Konstruktneutralität:* Wird die Wirklichkeitskonstruktion der Klienten ernst genommen und wertgeschätzt, dann impliziert das auch eine spezifische Distanz zu den eigenen Realitätskonstruktionen (Hypothesen, Ideen, Glaubenssätze) als Berater. Um diese Distanz zu den eigenen Glaubenssätzen herstellen zu können, empfiehlt sich eine gewisse Respektlosigkeit ihnen gegenüber.
- *Veränderungsneutralität:* Weil die Therapie schlimmer sein kann als das Problem selbst, empfiehlt es sich, einen neutralen Standpunkt hinsichtlich der Notwendigkeit einer Veränderung ein-

zunehmen, und zwar unabhängig von der wahrgenommenen Schwere des Symptoms (Problems). Grundsätzlich gilt: Nichts *muss* sich verändern! Deshalb folgende Regel: Nur derjenige, der sich verändert, verändert sich!

- *Beziehungsneutralität* (Allparteilichkeit als therapeutische Haltung): Sie bedeutet die Freiheit, nacheinander die Partei eines jeden Familienmitglieds zu ergreifen in dem Maße, in dem das einfühlende Verstehen und strategische Vorgehen dies erfordern, das heißt, jeder Anwesende wird in seiner Wirklichkeitskonstruktion, seinen Eigenheiten und besonderen Fähigkeiten wertgeschätzt.
- *Methodenneutralität:* Sie bezieht sich auf die Frage, welche Methode im Gespräch genutzt werden sollte. Ob eine Intervention hilfreich ist oder nicht, entscheiden die Klienten. Wenn ein bestimmtes Vorgehen nicht wirkt, sollte das als wichtige Information genutzt werden und eine zieldienlichere Vorgehensweise gewählt werden.
- *Eigenneutralität* (die Fähigkeit, das eigene therapeutische Angebot und sich selbst infrage zu stellen): Die mit dem Gebot der Eigenneutralität einhergehende Haltung gibt den Beratenden die Möglichkeit, das eigene Angebot zur Disposition zu stellen, und bewahrt vor Größenwahn. Dadurch vergrößern sich ihre Handlungsoptionen umgekehrt proportional zur Stärke ihres missionarischen Eifers.

Kongruenz: Authentisch sein

Menschen in hilfebedürftigen Zuständen merken sehr schnell, wie glaubwürdig, zuverlässig und übereinstimmend wir mit uns selbst sind hinsichtlich unserer Sprechweise, der Inhalte, der Körperhaltung, Mimik und Intonation unserer Stimme. Wir haben da wenig Möglichkeiten, den anderen etwas vorzugaukeln, was wir selbst nicht empfinden, wissen, glauben. Gerade in der Arbeit mit Abbrechenden und Verlassenen gibt es oft eine hoch entwickelte Sensibilität für mögliche »Botschaften«. Die Wahrnehmung ist sehr geschärft und darauf fokussiert, dass etwas »verdeckt« mitgeteilt wird, das es zu erkennen und zu übersetzen gilt.

Das schließt mit ein, dass ich meine Grenzen kenne, meine »Einladungen ins System«, dass ich weiß, dass ich selbst als Mensch mit

Lebenserfahrungen (die vieles einschließen) vor einem anderen Menschen mit Lebenserfahrungen sitze und mit meinen Augen, meinen Erfahrungen dem oder der anderen zuhöre. In der Praxis bedeutet diese Kongruenz, dass mein Gegenüber ebenfalls in meiner Körperhaltung, meinem Gesicht lesen kann und entsprechend auf seine Weise interpretiert.

Die Beachtung dieser Symmetrie ist ein Ausdruck der gegenseitigen Wertschätzung der jeweiligen »Brillen«, durch die wir schauen und zu verstehen glauben.

Es geht aber nicht nur um die Haltung: Auch bestimmte Fähigkeiten und ein sicheres Wissen auf bestimmten Gebieten sind hilfreich in der therapeutischen Arbeit.

Psychoedukation: Wissen vermitteln

Die Wiederannäherung ist ein sehr zartes Pflänzchen im rauen Wind, das gut gepflegt und ausreichend geschützt werden will. Da ist Psychoedukation oft sehr hilfreich. Psychoedukation bedeutet die Vermittlung von spezifischem (wissenschaftlich fundiertem) Wissen über Wirkungszusammenhänge in unserer Psyche: Wir durchlaufen zum Beispiel alle ähnliche Entwicklungsphasen, die ihre speziellen Herausforderungen haben. Als Therapeutinnen und Therapeuten sind wir in der Selbstverpflichtung, uns neuere Forschungsergebnisse anzueignen und den Transfer auf das individuelle Klientensystem zu leisten.

Viele Klienten erleben es als hilfreich, wenn ihnen klar wird, dass sie nicht die Einzigen sind, die leiden. Die Aufklärung über geschätzte Fallzahlen (Kontaktabbruch ist ein »Schamthema«) wird oft als tröstlich empfunden. Die Klienten kommen ja hier in den geschützten Raum, weil es »draußen« für sie oft nicht möglich ist, darüber zu reden.

In der ersten Phase ist es sinnvoll, bei Kontaktabbrüchen von der Bedeutung der Bindung zu sprechen, von unserer Angewiesenheit auf andere Menschen und dass wir als soziale Wesen den psychischen Tod erleiden, wenn wir ausgeschlossen und verlassen werden. Das dient der Rechtfertigung des immensen Leids, das erlebt wird.

Im weiteren Fortgang kann es wichtig werden, Klientinnen und Klienten darüber aufzuklären, dass wir oft erst im Rückblick sehen und verstehen können, da der Alltag in all seinen kleinen und großen Anforderungen uns wenig Zeit zum Nachdenken gibt. Das dient der Versöhnung mit dem Schuldgefühl, vieles falsch verstanden oder gemacht zu haben. Etwa wenn verlassene Eltern in der zweiten Phase (»Gegenwart und Vergangenheit«) sich an pubertierende Töchter oder Söhne erinnern (Blick auf »Knoten« in der Beziehung) und sich Vorwürfe machen, manches nicht gehört oder gesehen oder nicht ernst genommen zu haben, kann es den Eltern helfen, sie zum Beispiel zu fragen: »Wie können Sie denn unterscheiden, ob es sich bei dem Verhalten um eine pubertäre Inszenierung handelte (von denen es sicherlich einige gab) oder um wirkliche Not?« Die Hilflosigkeit im Bewerten einzelner Szenen, die von den Verlassenden später als Schuldzuweisungen an die Eltern gerichtet werden, von den Eltern aber zu jener Zeit nicht ernst genommen wurden, ist nachvollziehbar. Nach der Aufklärung über diese Zusammenhänge kann ein entlasteter Rückblick erfolgen.

Als Beispiel für den Sinn und Nutzen von Psychoedukation dient hier ein Geschwisterpaar, beide Mitte bzw. Ende 40:

Die Schwester erlebt nach der Eheschließung des Bruders zunehmend eine Entfremdung in der vormals sehr engen Beziehung und zieht sich verletzt zurück. Es gibt viele Kränkungen und wenig Aussprache. Der Bruder bittet um Kontaktaufnahme und beide kommen zu einem gemeinsamen Gespräch.

Um es abzukürzen: Beide sind in der Lage, sich in den anderen hineinzuversetzen und in die Vergangenheit zu schauen, wer was wie erlebt hat. Der Schwester tat die Entfremdung sehr weh (»Du hast mich verlassen, und ich war noch nicht so weit«) und der Bruder spricht von seinen Loyalitätskonflikten mit seiner Frau (»Ist dir deine Schwester wichtiger, als ich es bin?«).

Sie gehen sehr vorsichtig in ihren Formulierungen aufeinander zu und beide können die Rückmeldungen des anderen (natürlich nicht unwidersprochen) annehmen.

Beim vierten Gespräch kommt Frust auf beiden Seiten hoch, da es neue Verletzungen und neues Unverständnis gibt. Hier ist es wichtig, die Metaebene einzunehmen: Der Frust entsteht aus dem wieder vertrauteren, intimeren Austausch – und das gilt es zu kommunizieren. Beide sind jetzt auf einer höheren Ebene als auf der des oberflächlichen Kontakts. Da sie sich langsam einander öffnen, machen sie sich auch wieder verletzlicher. Und das ist der eigentliche Fortschritt!

Die Geschwister finden es hilfreich, zu hören, dass der erlebte Rückschritt eigentlich ein Fortschritt ist und sich jetzt erst die Möglichkeit eines »erwachsenen Geschwisterdaseins« ergeben kann. Wenn klar gemacht werden kann, dass es so, wie es früher war, nie mehr werden kann, da jede Partei in der Entfremdung sich verändert hat, ist die Bereitschaft zu einer neuen Beziehungsgestaltung größer. Es gilt also, eine neue Art von Geschwisterschaft zu entwickeln, die kompatibel mit dem Eheleben des Bruders ist. Diese Geschwisterschaft ist »erwachsener« und nicht mehr selbstverständlich – also auch nicht mehr so belastbar, wie sie es vielleicht einmal war.

Die babylonische Sprachverwirrung überwinden: Hilfreich kommunizieren

> »Was ich gesagt habe, weiß ich erst, wenn ich die Antwort meines Gegenübers gehört habe.«
> Paul Watzlawick

Gerade dann, wenn es erste zarte Annäherungen zwischen den einzelnen Familienmitgliedern gibt, entsteht oft der Eindruck einer »babylonischen Sprachverwirrung«. Aus einer (vielleicht einmal vorhanden gewesenen oder auch nur angenommenen) Familiensprache wurden Einzelsprachen – ohne Ankündigungen oder »Lernprozesse«. Jeder glaubte, dass er/sie sich verständlich gemacht hat, und ist irritiert über die Rückmeldungen.

In solchen Fällen ist es hilfreich, einige der systemischen Interventionstechniken zu beherrschen:

Übersetzungen

Ziel ist es, die Aussage des einen so zu verändern, dass sie für ihn/sie weiterhin stimmig ist und gleichzeitig vom Gegenüber als persönliche Aussage bzw. Rückmeldung angenommen werden kann. Das ist gerade bei einem hohen Konfliktpotenzial wichtig.

Nach einer vorsichtigen Annäherung zwischen Mutter und Tochter besucht die Tochter in Begleitung ihres Freundes zu Ostern die Mutter. Auf einem gemeinsamen Spaziergang (die Luft ist noch kühl und die

Tochter hat nur eine Strickjacke an) sagt die Mutter zu ihrer erwachsenen Tochter: »Kind, es ist kalt. Zieh dir doch lieber eine warme Jacke an!« Die Tochter reagiert betroffen und fühlt sich vor ihrem Freund bloßgestellt. Sie »flippt aus« und schreit zurück: »Du wirst es wohl nie lernen, mich nicht mehr als Kleinkind zu behandeln!« In der gemeinsamen Nachlese zu diesem Vorfall versuche ich eine »Übersetzung« der Äußerung ihrer Mutter: »Ich möchte immer noch gern für dich sorgen, auch wenn ich weiß, dass du das selbst schaffst.«

Allein der Ausdruck »Kind« für eine erwachsene junge Frau kann triggern im Sinne von: »Du traust mir immer noch nicht zu, für mich selbst sorgen zu können.« Wenn es gelingt, die von der Tochter interpretierte Botschaft beiseite zu lassen und die Aussage der Mutter als eine Ich-Botschaft zu verstehen (nicht, was ankommt, ist wichtig, sondern, was gesendet wird), kommt mehr Gelassenheit auf und jeder kann das Gesagte und Gemeinte auch beim anderen lassen.

Im obigen Beispiel experimentieren wir mit verschiedenen möglichen Rückmeldungen der Tochter an die Mutter. Die Botschaft einfach zu ignorieren, wäre wenig hilfreich, da die Mutter vielleicht glauben würde, dass sie nicht verstanden worden sei, und ihre Bemerkung etwas lauter wiederholen würde, was damit zu einem Verstärker der Kränkung würde. Sachlich-informative Rückmeldungen würden zwar wirken, aber die Atmosphäre vielleicht etwas »einfrieren«.

Kurzfristig sind wir drei eine kleine Arbeitsgruppe, die nach passenden Formulierungen sucht, die für alle annehmbar sind. Es entsteht eine launige Stimmung, in der kreative Vorschläge gesponnen werden. Die Tochter entscheidet sich für Folgendes:

»Ja, Mama, danke für den Hinweis. Wenn ich zu frieren beginne, werde ich dir recht geben.«

Therapeutisches Umdeuten

Durch Umdeuten soll der bisherige inhaltliche und emotionale Rahmen ersetzt werden durch eine Bedeutungszuschreibung, die für die gleiche Sachlage eine bessere, nützlichere Betrachtungsweise ermöglicht und hierdurch bessere, wünschenswertere Auswirkungen zur Geltung bringen kann. Dabei bleibt die Sachlage selbst unverändert.

Wichtig ist es, für den Klienten eine passgenaue Umdeutung zu erfinden – eine, die gerade noch annehmbar ist (alles andere wird als Provokation oder Konfrontation erlebt). Welche Kompetenzen und Potenziale lassen sich im Kontext des Problemgeschehens finden, entdecken, herauslesen?

- *Wut/Empörung:* »Ihre Wut/Empörung zeigt Ihnen Ihre Betroffenheit über …, aber auch die Auflehnung gegen diese Entwicklung.«
- *Trauer:* »Ihre Trauer zeigt Ihnen die Bedeutung und Tiefe dieser Bindung.«
- *Ängste:* »Ihre Ängste machen Ihnen klar, dass Sie sehr viel zu verlieren haben.«
- *Ratlosigkeit:* »Ihre Ratlosigkeit zeigt Ihnen, dass Sie nicht weiterwissen, und lädt Sie vielleicht zu einem intensiven Hinschauen ein. Keinen Rat zu wissen, schützt uns ja auch vor Überheblichkeit.«

Doppeln

Sind die Konflikte zu massiv, die emotionalen Verletzungen zu tiefgehend, bietet sich als Ergänzung zum Übersetzen das Doppeln an (Cormann, 2014).

Der Therapeut spricht anstelle der Klienten die übersetzten Aussagen an die jeweilige andere Person aus. Die Klientin hört die Stimme des Therapeuten und nicht die möglicherweise emotional belastete Stimme des Familienmitglieds. Dazu bedarf es dann der Rückversicherung des Therapeuten vonseiten der sprechenden Person, ob diese Formulierung und Übersetzung passend ist oder nicht.

Nicht nur verbale, sondern auch andere Eigenschaften sind hilfreich in der therapeutischen Arbeit:

Kreativität: Den Fokus verändern

Es ist von großem Vorteil, wenn wir kreative, humorvolle, überraschende Interventionen mit einem Augenzwinkern anbieten können. Dadurch werden die Klienten eingeladen, ihre Geschichte von einer höheren Perspektive aus zu sehen, und wenn wir höher stehen als unser Problem, können wir dieses Problem auch angehen und selbstwirksam gestalten, da wir »größer« sind als es.

Systemische Interventionen könnte man vielleicht mit den Buchstaben des Alphabets vergleichen: 26 Buchstaben in unendlichen Kombinationsmöglichkeiten. Wir können mit diesen Zeichen Informationen geben, Handlungsanweisungen, Bitten und Erwartungen aussprechen. Und wir können diese Zeichen Poesie werden lassen, in der neue Welten entstehen können, sich Überraschendes zusammenfügen kann, andere Bedeutungen entstehen: die wunderbare Welt des Optionalen, der Möglichkeiten, der Entwürfe.

Kreativität basiert auf Zusammenstellung bzw. Verbindung von bisher Unverbundenem, auf Zerstörung des Bisherigen mit einem Neuaufbau oder einer überraschenden Weiterentwicklung von Bekanntem.

Kreativität in der systemischen Arbeit bedeutet für mich nicht, zu warten, bis uns die Muse küsst, sondern eher, die Muse neugierig darauf zu machen, sich küssen zu lassen. Und so können wir mit ungewöhnlichen Methoden versuchen, unsere Klientinnen und Klienten einzuladen in die »Welt der unvorstellbaren Unmöglichkeiten«.

Im Meer der Bedingungen: Mit Polyvalenzen jonglieren

Eigentlich wollen die Klienten immer, dass es ihnen besser geht. Der Kontakt soll wiederhergestellt werden, aber nicht einfach nur so. Der andere soll sein Unrecht einsehen, sodass man großmütig verzeihen kann. Der andere sehnt sich vielleicht nach einer für ihn nie dagewesenen Zugehörigkeit, und die will er erst einmal zugesichert bekommen, bevor er/sie sich wieder auf die Familie einlässt.

Es geht also fast immer auch um Bedingungen. Mit diesen Bedingungen kann jeder sein Gesicht wahren und sich großmütig zeigen. Das Schwierige bei diesen Bedingungen ist leider, dass sie sich oft diametral gegenüberstehen. Sobald das klar ist, verhärten sich schnell wieder die Fronten und ein »Ich hätte es mir ja denken können, dass sie/er sich nicht geändert hat …« mit anschließendem Rückzug beginnt.

Wenn wir mit Polyvalenzen – einfache Ambivalenzen reichen oft nicht aus – jonglieren (vgl. Kapitel »Einzelne bei Kontaktabbrüchen begleiten: Anregungen für die Praxis«), können wir gut die Teile-Arbeit nutzen: Ein Teil der Klientin sehnt sich, ein Teil ist empört und wütend, ein Teil hat Befürchtungen hinsichtlich der Eigenanteile am Abbruch, ein Teil will sich vor neuen Enttäuschungen schützen, ein Teil will »bestrafen«, um dann verzeihen zu können, ein Teil hat Angst vor Verlust der eigenen Würde, ein Teil scheut sich, die Geschichte auszubreiten (der Blick von außen könnte ein wertender Blick sein) und und und …

Wenn wir es schaffen, diese Teile in ein Gespräch zu verwickeln, jedes Teil mit Wertschätzung und Wohlwollen zu betrachten, es wie eine Teambesprechung zu händeln, können wir Sortierungsarbeit leisten, auf die Bedürfnisse eines jeden Teils achten, schlichten, verhandeln, anbieten, uns konstruktiv auseinandersetzen.

Wer bekommt welches Stimmrecht, wer ist leiser oder lauter, wer lässt mit sich verhandeln, wer ordnet sich unter? Hinter jeder Stimme (jedem Teil) steckt ein »Auftrag« (oft eine Schutzfunktion), ein vielleicht nicht ausreichend befriedigtes Bedürfnis. Jeder Teil hat seine Bedeutung, seinen Wert, seine Würde.

»Narbenpflege«: (Alte) Verletzungen versorgen

Es gibt Verletzungen, die immer wieder aufbrechen. Die Narben zu benennen und eine geeignete Pflege zu entwickeln, ist sehr förderlich. Wie sehen sie aus? In welchem Zustand befinden sie sich? Wie gut/schlecht sind sie sichtbar? Manches kann in manchen Momenten nicht verziehen werden – der Schmerz bricht wieder auf. Das ist dann nicht intentional auf das Gegenüber bezogen, sondern eher eine Ich-Botschaft (»Ich kann das gerade nicht«). Das zu akzeptieren, ohne dass sich der/die andere in der momentanen Verantwortlichkeit sieht, ist für den, der das Leid ausgelöst hat, oft sehr schwer. Dann ist es hilfreich, für die gegenwärtige Zeit klare Vereinbarungen zu treffen, was beiden Seiten einiges abverlangt:

»Das hast du getan und das kann ich (noch) nicht verzeihen. Ich möchte aber wieder den Kontakt zu dir. Meine Verletzungen stehen dem im Wege. Ich brauche ein Codewort für die Zeiten, in denen die Narben brennen und ich nicht mehr zugänglich bin. Betrachte die Narben als eine immer wiederkehrende Krankheit, die weder wir noch Ärzte oder Therapeuten in den Griff bekommen können. Wenn ich in dieser Phase bin, muss ich die Möglichkeit eines kompletten Rückzugs haben, das Recht, in eine »innere Reha« zugehen. Es kann sein, dass diese »Krankheit« niemals vorbei sein wird. In meinen »gesunden« Phasen möchte ich gern an deinem Leben teilhaben und dich an meinem teilhaben lassen. Ich verspreche dir, sehr umsichtig mit diesen Phasen umzugehen (und sie nicht zu missbrauchen), und wünsche/erwarte von dir, dass du mich in meinen Krankenphasen freundlich und liebevoll in Ruhe lässt und wartest, bis ich wieder auf dich zukomme. Ich verspreche dir, wieder auf dich zuzukommen, und muss selbst für mich den richtigen Zeitpunkt finden.«

Wie gut solche Vereinbarungen funktionieren, hängt davon ab, wie »erwachsen« beide Seiten sind. Deshalb ist es notwendig, darauf hinzuweisen, dass es sich bei einer solchen Vereinbarung nicht um versteckte Schuldzuweisungen handeln darf.

Professionelle Empathie: Verlassene zu Verständnis und Mitgefühl einladen

Einer der zentralen Punkte in der Arbeit mit den Verlassenen ist die Einladung des Verlassenden auf einer Metaebene zur *professionellen Empathie* (Linden, 2017). Diese Art von Empathie ist erlernbar. Sie bedeutet ein differenziertes Wahrnehmen des inneren Bezugsrahmens eines anderen Menschen, als ob man selbst der andere wäre, wobei diese *»Als-ob-Ebene«* aber nicht verlassen wird.

Eine natürliche Empathie für den Verlassenden ist in der Regel nicht sehr ausgeprägt – der Kontaktabbruch geschieht ja meist durch fehlendes Verständnis und Mitgefühl. Mit der professionellen Empathie können wir die Klienten einladen, selbst professionell auf die Situation zu schauen, ohne dass ihnen natürliche Empathie abgesprochen wird, auch wenn sie in diesem Gespräch gar nicht auftaucht. Der »Expertenstatus« des Klienten erlaubt ihm eine größere Distanz zum schmerzlichen Thema und gibt ihm Handlungskompetenz zurück. Damit kann möglicherweise fehlende Empathie nachbearbeitet werden.

Ohne Wenn und Aber: Transparent vorgehen und eine klare Position einnehmen

Oft sind es Grenzverletzungen, die zu einem Abbruch führen. Und oft versuchen die Verlassenen, durch andere Menschen etwas über die Verlassenden zu erfahren. Dieses Nichtwissen ist für viele Verlassene so quälend, dass sie zu »unlauteren« Mitteln greifen: Sie binden andere Menschen ein und befragen Freunde, Bekannte, Verwandte. Wenn sie den Arbeitsplatz kennen, lauern sie dem Verlassenden auf. Sie ignorieren die Botschaft »lasst mich in Ruhe« und schreiben Briefe, SMS, nutzen WhatsApp und Telefon. Gerechtfertigt wird es durch die Haltung »Der Zweck heiligt die Mittel«.

Ein besonders heftiges Beispiel ist eine verlassene Mutter, die so verzweifelt ist, dass sie einen Gesprächstermin mit dem Chefarzt einer großen Klinik ausmacht (den sie als Privatversicherte auch bekommt). Ihre Tochter arbeitet als Chirurgin in diesem Klinikkomplex. Sie möchte den Chefarzt darum bitten, hilfreich einzugreifen und ihre Tochter zu überzeugen, dass sie mit ihrer Mutter wieder Kontakt aufnehmen müsse.

Ich kann den Wunsch gut nachvollziehen (wenn sie es nicht allein schafft, muss eben eine andere Autorität her, der sie zutraut, dass sie wirksam handelt) und lade die Mutter ein, auf dem Stuhl ihrer Tochter Platz zu nehmen und sich vorzustellen, was bei einem solchen Vorgehen wohl an Gefühlen auftreten würde. Es fällt der Mutter schwer, da sie immer auch bei sich auf dem Stuhl ihrer Tochter ist.

Natürlich wäre es eine Möglichkeit, ihr vorab zu sagen, dass sich ein Klinikchef mit großer Wahrscheinlichkeit nicht auf ein solches Vorhaben einlassen würde. Das würde die Mutter aber vielleicht nur anspornen, andere Möglichkeiten in Betracht zu ziehen.

Ich frage nach, ob sie sich auf einen Versuch einlässt: Ich würde die Rolle der Tochter übernehmen und laut einen inneren Monolog führen, wenn dieses Gespräch mit dem Chefarzt stattfinden würde. Sie lässt sich darauf ein und ich führe ein Selbstgespräch (letztendlich mit dem Ergebnis, dass ich mich als Tochter wohl noch besser vor meiner Mutter schützen müsste).

Dieser innere Monolog ist eine Art Kompromiss zwischen dem, was ich der Tochter an Reaktionen unterstellen würde (»Das darf doch nicht wahr sein«, »Wie kann sie es wagen, in meinem beruflichen Bereich von *ihren* Verletzungen zu sprechen«, »Ist sie jetzt völlig verrückt geworden, den obersten Chef zu involvieren?«, »Anscheinend muss ich mich noch unsichtbarer machen« ...), und dem Wunsch, dass die Mutter mir zuhört, das Gesagte zu keinem Gesichtsverlust führt und sie nachdenklich macht. Also sind es Ich-Botschaften, denen die negativen Bewertungen fehlen (»Ich wünschte, du würdest mein Privatleben nicht in meinem beruflichen Kontext ausbreiten«, »Oh je, wie soll ich denn jetzt meinem Chef unter die Augen treten?«, »Ich frage mich, wie du es wohl fändest wenn ich von ihr so viele intime Details nach außen tragen würde« ...). Die Mutter kann sich darauf einlassen – wenn auch nur schweren Herzens.

»Ehrenwerte Hindernisse« aufnehmen

Im Alltag haben wir oft die Neigung, uns selbst Misserfolge, Versagen oder Scheitern zuzuschreiben: »Mein Gott, was war ich blöd!«

Eine ausgesprochen sympathische und sehr hilfreiche Haltung ist in der systemischen Beratung und Therapie die Überzeugung, dass jegliches Verhalten einen internen Sinn ausmacht. Egal, was ich tue, es gibt einen inneren Sinn für diese Handlungen. Von außen kann das durchaus negativ bewertet werden, Menschen in Erstaunen setzen, vom gesunden Menschenverstand her nicht nachvollziehbar sein. In uns aber hat es eine »logische« Begründung – es sind also »ehrenwerte Hindernisse«.

Mit diesem Begriff geben wir unserem Verhalten einen Wert, einen Sinn, und wir können uns dann – jenseits jeglicher Abwertung – neugierig darüber beugen. Welches vielleicht nicht ausreichend befriedigte Bedürfnis steckt denn hinter meinem Verhalten? Was sagt es über mich aus? Von welchen Maximen und Leitsätzen könnte es sprechen?

Mit dieser Formulierung nehmen wir den Klienten die Blamage, die Selbstabwertung und können sie einladen, sich neugierig auf sich selbst einzulassen. Und dann gibt es häufig das entlastende Erlebnis »Ja, mit dieser Erfahrung, dieser (erlernten) Überzeugung könnte es zusammenhängen. Das ergibt einen Sinn!« Und von dort aus ist es nicht mehr weit zu dem Wissen »Diese Reaktionen brauche ich jetzt nicht mehr. Ich habe andere Bewältigungsstrategien.«

Zwischenfazit

Die systemische Haltung ist und bleibt unsere »Eintrittskarte« in das jeweilige System. Mit ihr können wir Menschen berühren und uns von ihnen berühren lassen.

Die Arbeit in Systemen mit Kontaktabbrüchen erfordert vor allen Dingen *Geduld* – Geduld, Ausdauer, Belastbarkeit, Langmut. Es ist eine langwierige Arbeit, die immer wieder mit Rückschritten verbunden ist. Das ist nicht verwunderlich, da es sich auf beiden Seiten oft um sehr eingefahrene Muster handelt, die nicht »mal eben« zu verändern sind. Alte Wunden brechen schnell wieder auf und laden zur Rückkehr in diese Muster ein.

Familien bei Kontaktabbrüchen begleiten: Grundlegende Szenarien

Für die Arbeit mit der Familie gibt es zwei bis drei grundlegende Szenarien. Zum einen die Arbeit mit der »Restfamilie« (die Familie als Gesamtverlassene) bzw. den Verlassenden und zum anderen die (fortgeschrittene) Arbeit mit Verlassenen und Verlassenden in einer behutsamen Annäherung. Es macht einen Unterschied, ob die »verlassene Familie« (mit Kind/ern) zur Beratung und Therapie kommt oder die verlassenen Eltern.

Verlassene Familien

Mögliche *Klippen* bei der Arbeit mit verlassenen Familien:

- Verhärtung durch Zusammenhalt,
- Lagerbildung,
- der Verlassende ist in den Augen der Verlassenen »Symptomträger« und wirbelt das Familiensystem durcheinander,
- »Problemkinder« und »schwarze Schafe«,
- Fehlende Trennung von Paar- und Elternebene bei verlassenen Eltern (vgl. im »Anhang: Materialien«: »Familienhaus mit Herkunftsfamilien«).

Wenn verlassene Familien zur Beratung kommen, ist zuerst oft ein großer Zusammenhalt spürbar. Jeder geht mit jedem sehr freundlich und achtsam um. Damit wird gleich zu Beginn unaufgefordert und unkommentiert-selbstverständlich ein deutliches Signal gesetzt: Es wird quasi »bewiesen«, dass es nicht am Verhalten der Familie liegen kann, wenn ein Mitglied das System verlässt.

In den Fragen nach der jeweiligen Beziehung zur verlassenden Person gibt es eher vorsichtige Formulierungen – der Zusammenhalt der restlichen Familie ist wichtiger denn je. Und zu harsche Aussagen könnten bei den anderen Familienmitgliedern Irritationen auslösen.

Hier ist es schon entscheidend, unterschiedliche Beziehungen und Sichtweisen auf den Verlassenden als selbstverständlich und »ungefährlich« zu sehen und das auch zu formulieren, etwa durch allgemeine Feststellungen zu Bindungen und Beziehungen:

Es sind nicht die festesten Bindungen die anfälligsten, sondern solche, die lediglich als feste Bindungen behauptet und als solche nie in Frage gestellt werden (dürfen). Beziehung ist dann tragfähig und dauerhaft, wenn sie regelmäßig hinterfragt und in Zweifel gezogen werden darf, wenn sie ständig neu in Form gebracht werden kann und Entwicklungen zulässt. Beziehung braucht Aussprache, nicht Schweigen. Damit kommt dann oft eine neue Dynamik in das System. Unter dem Aspekt können gut Fragen nach der neuen Dynamik, nach veränderten Einstellungen, Sichtweisen bzw. Nachvollziehbarkeit gestellt werden. Wenn sich alles verändern darf, kann man offener sprechen.

Dann geht es um Kommunikationsstrukturen in der Familie (Wer redet mit wem wie?), um Familienbilder (Welches Familienwappen haben wir?), um das Wissen übereinander (Wer weiß was über wen bzw. glaubt was über wen zu wissen?) und Werte (Was ist mir wichtig?).

Oft tauchen dann überraschende Themen auf. Eltern und (verbleibende) Kinder lernen sich neu kennen, da die in diesem Klärungsprozess gestellten Fragen nicht zu ihrem Familienalltag gehören. Wenn es gut geht, entwickelt sich eine Art Einsicht in die jetzt bewusstere vielfältige Dynamik.

Wenn die Sicherheit im eigenen Selbstverständnis (Jeder darf so sein, wie er oder sie ist) nicht so groß ist, kann eine Form von Lagerbildung entstehen, was sehr kontraproduktiv ist:

Was passiert, wenn ein Mitglied der Familie sich als »Kuckucksei« empfindet? »Eigentlich passe ich hier gar nicht hinein und alle Versuche, mich passend zu machen, sind eher unglücklich ausgegangen.« Das Kuckucksei soll hier nicht als etwas Untergeschobenes verstanden werden, eher als eine Art »Nichtpassung«.

Carolin (34 Jahre)[2] gehört dazu. Sie hat eine ältere und eine jüngere Schwester. Alle drei sind ungefähr zwei bis zweieinhalb Jahre auseinander. Die Familie ist in zweiter Generation eine Unternehmerfamilie im medizinischen Versorgungsbereich. Der Vater hat sein Unternehmen geerbt und ausgebaut, seine Frau hat ein eigenes kleines Unternehmen gegründet, Tochter Carolin mit ihrem Ehemann ebenfalls (große thema-

2 Alle Klienten- und Klientinnennamen sind in diesem Buch geändert.

tische Nähe zum Unternehmen des Vaters) und Charlotte arbeitet bei ihrer Mutter mit, steht aber kurz vor der Gründung einer »Zweigstelle« mit spezielleren Angeboten. Christine ist freischaffende Künstlerin und hat zur eigenen Absicherung auch Musik und Sport auf Lehramt studiert.

Carolin ist ein Papakind, Charlotte eher ein Mamakind und Christine hängt irgendwo dazwischen. Sie bricht den Kontakt zur gesamten Familie auf der Familien-App ab: »Ich möchte in Ruhe gelassen werden und zurzeit keinerlei Kontakte zu euch allen.«

Die Familie wendet sich an mich und bittet um einen ersten Termin. Vater, Mutter und die beiden anderen Töchter sind sich einig: »So geht man mit uns nicht um!«

Meine Nachfrage, wen denn das »uns« beinhalte, überrascht - das »uns« bezeichne sie vier hier. Das legt die Hypothese nahe, dass die hier gezeigte (vielleicht auch nur postulierte) »Einigkeit« eine Haltung aus Hilflosigkeit sein könnte: Wenn wir alle dieser Meinung sind, dann ist Christine schuld! Darauf einigt sich das Restfamiliensystem und leidet - jeder auf seine (und meist stille) Art. Eine differenziertere Betrachtung ist so lange nicht möglich, wie das Teilsystem »zusammenhält« (die besagte Klippe: Verhärtung durch Zusammenhalt). Das bedeutet dann aber auch, dass keiner im anderen Trost oder ein offenes Ohr für die jeweilige und oft unterschiedliche Bekümmerung finden kann.

Mitunter ist die verlassende Person eine Art *Symptomträgerin* und wirbelt durch ihr Nicht-mehr-Dasein das gesamte Familiensystem durcheinander. Symptomträger bedeutet hier eine Person, bei der stellvertretend für eine ganze Familie (System) erkennbare Symptome zu finden sind. Dieser Mensch bündelt dann alles das, was an belastenden Dingen im Familiensystem aufkommt, in sich. Die anderen können sich entlastet ihrem Alltag zuwenden. Wenn dieser Mensch jetzt das System verlässt, entsteht eine hohe Dynamik:

Eine 36-jährige Frau (Anna) mit einem achtjährigen Sohn bricht den Kontakt zu den Eltern und ihrer Schwester Lena (verheiratet, zwei Kinder) ab. Die Mutter bittet um ein (Eltern-)Gespräch und möchte über ihre immer schon schwierige Tochter sprechen. Alles habe die gesamte Familie immer schon versucht, aber Anna sei nicht einsichtig, nicht vernünftig, nicht kooperativ, vielleicht auch nicht bindungsfähig.

Der Vater nickt bestätigend, versucht aber auch, die klaren Aussagen der Ehefrau aufzuweichen: Anna sei ja nicht immer so. Auf folgende Ausnahmefragen, wann sie denn anders sei, weiß der Vater nicht gleich eine Antwort, was der Mutter ihre Sicht bestätigt.

Zu Hause wird anscheinend über das Gespräch berichtet, was die ältere Schwester Lena anregt, anzurufen, um mich über ihre Schwester aufzuklären: Nicht nur die Familie sehe Anna so, sondern auch Verwandte und Freunde. Und Anna bündele mit ihrer »Lebensuntüchtigkeit« die Aufmerksamkeiten der Familie, was zu einer großen Belastung führe, da die Eltern auch nicht mehr die jüngsten seien.

Meine Einladung zum erweiterten Familiengespräch nimmt Lena nicht an. Die Eltern kommen weiterhin, und es zeigt sich, dass die »jetzt leere Problemstelle«, die Anna hinterlässt, recht bald mit anderen Themen gefüllt wird: den Eheprobleme der älteren Tochter, der zunehmenden Hilflosigkeit des Ehemannes mit anstehender Pflege durch die Frau, dem Verlust der Tochter als Hilfe bei der Pflege und und und …

Ein relativ unbeschwertes Leben führt Anna mit ihrem Sohn und Lebenspartner. Anna kommt zu drei Gesprächen (allein), um sich mit ihrem Abbruch auseinanderzusetzen, Optionen offenzuhalten (ihr Sohn darf Kontakt zu den Großeltern haben), »Schuldgefühle« zu sondieren, sich weiterhin mit den guten Gründen für den Abbruch zu beschäftigen, mögliche Korrektive von außen anzuhören und für sich zu klären, wie sie mit der Hilflosigkeit und Pflegebedürftigkeit der Eltern umgehen möchte.

Manchmal sind es auch »Problemkinder« und »schwarze Schafe«, die das Ursprungssystem/das System in seiner alten Fassung verlassen und damit ein Familien(teil)system zurücklassen, das in große Unruhe geraten kann. Wenn jetzt durch den Kontaktabbruch die Probleme nicht verschwinden, wird es schwierig für die Zurückgebliebenen: Wer ist dann verantwortlich für die anhaltenden, vielleicht aber auch neuen Probleme? Wie gehen die Zurückgebliebenen dann mit ihrer Erklärungsnot um?

Die Arbeit mit verlassenen Eltern

Ganz eigene Klippen – zusätzlich zu den bereits genannten – können in der Arbeit mit *verlassenen Eltern* entstehen: zum Beispiel, wenn die Eltern sich nur in ihrer Elternrolle sehen und die Paarrolle unabhängig vom »Elternzimmer« nicht mehr vorkommt bzw. das Paarzimmer im Elternzimmer aufgeht (vgl. »Anhang: Materialien«: »Das Familienhaus mit Herkunftsfamilien«).

Die einzelnen Zimmer stellen die verschiedenen Rollen dar. Ich bin Individuum (auch Kind meines Herkunftssystems), bin Partner/-in, Elternteil. Im Kinderzimmer halten sich meine/unsere Kinder auf. Im Individualzimmer bleiben wir lebenslang (es ist das »Ur-Zimmer« unserer Person), das Paarzimmer kann immer wieder verlassen werden, nicht aber das Elternzimmer (man bleibt »ewig« Eltern). Das Kinderzimmer wird von unseren Kindern bewohnt, unabhängig von ihrem Dasein, Präsentsein. Ein Kinderzimmer kann ebenfalls nicht rückgängig gemacht werden.

Es ist nachvollziehbar, dass Paar- und Elternzimmer voneinander getrennt Räume sind: Im Paarzimmer finden die symmetrischen Beziehungen statt – das Paar auf Augenhöhe –, im Kinderzimmer eine asymmetrische Beziehung von Eltern und Kind.

Wenn jetzt das Kinderzimmer (egal welchen Alters) von einem oder mehreren Kindern geschlossen wird (»Ich habe keine Eltern/Mutter/keinen Vater mehr«), bringt das dieses Familienhaus in Unruhe. Kinderzimmer und Elternzimmer sind in Unruhe durch die Veränderungen. Eltern(teile) und Kind/er sind verletzt. Das Kind verlässt das System und lässt die Eltern zurück – nicht das Paar. Das Paar existiert ja unabhängig von dem Kind.

Das kann zu heftigen Dynamiken führen, und eine der großen Klippen in der Arbeit mit verlassenen Eltern ist die Berührbarkeit des Paarzimmers durch das Elternzimmer. Kinder haben im Paarzimmer nichts zu suchen; aber Paare, die Eltern sind, können nicht immer genau die Räume unterscheiden – und das birgt Risiken in sich (vgl. Falldarstellung 3). Ein Beispiel mag das verdeutlichen:

Eine 34-jährige Tochter (mit eigenem Sohn) bricht den Kontakt zum Vater ab, behält den zur Mutter aber bei. Das Paar spricht nicht gemeinsam über den Kontaktabbruch. Die Mutter sieht ihre Tochter ab und an (auch dort wird der Abbruch nicht thematisiert). Zu Hause möchte der Vater alles über Kind und Enkel erfahren (und fühlt sich abhängig von den Informationen seiner Frau). Seine Ehefrau weiß nicht immer wirklich etwas zu berichten, da Mutter und Tochter sich oft nur über

Alltäglichkeiten unterhalten. Die Ehefrau glaubt bei ihrem Mann solche Gedanken zu lesen: »Da verschweigt sie mir etwas. Warum nur?« Die vermutete Unterstellung wird aber nicht geklärt, sondern bleibt Vermutung, die die Ehefrau einlädt, weiter in diese Richtung zu denken und nach »Beweisen« zu suchen. Der Ehemann sieht seine Frau in Gedanken und vermutet, dass sie gerade überlegt, was sie erzählen will und was nicht. Auch das wird nicht thematisiert. (Es entstehen Watzlawick'sche Denkschleifen in Reinform!). Kränkungen und Rückzüge bei beiden sind die Folge.

Die Arbeit mit Verlassenen und Verlassenden

Mögliche *Klippen* bei der Arbeit mit Verlassenen und Verlassenden:

- zu wenig Ergebnisse/Geduld,
- Rückfall in alte Muster,
- Festigkeit in der eigenen Position bzw. Brüchigkeit (tritt erst in der Auseinandersetzung auf!).

Manchmal klappt es nach (oft langwieriger) Vorarbeit, dass beide Seiten mit einem gemeinsamen Gespräch einverstanden sind. Die Hoffnung auf beiden Seiten ist oft groß, dass sie die »Missverständnisse« klären können (vgl. dazu die Anmerkungen im Kapitel »Zwischen den Zeiten«, Abschnitt »Phase 3: Gegenwart und Zukunft«, wo es um die Kontaktaufnahme geht. Die Grenzen müssen gewahrt bleiben, das Einverständnis zur Informationsübermittlung der Verlassenden muss vorliegen, da sonst keine konstruktive Arbeitsatmosphäre entstehen kann).

Wenn es dann zu einem gemeinsamen Gespräch kommt, ist eine ausführliche Vorbesprechung wirklich notwendig: Jeder ist eher meist skeptisch, brennt aber darauf, seine/ihre Situation zu schildern und beim anderen auf Verständnis zu stoßen, oder wartet eher ab, was der/die andere sagt. Auf beiden Seiten ist die (oft brüchige) Überzeugung, recht zu haben, und die Sehnsucht, der andere möge es (endlich!) verstehen.

Dabei übersehen die Klienten oft, dass – wenn es dieses Verständnis gegeben hätte – es nicht zu dieser Situation gekommen wäre.

Es erscheint also sehr sinnvoll, folgende Vorarbeiten im Einzelgespräch zu leisten:

- Mögliche Erwartungshaltungen korrigieren (»Jetzt habe ich mich schon überwunden, überhaupt mit ihm, ihr oder ihnen zu reden, und muss bemerken, dass sich überhaupt nichts geändert hat!«): Enttäuschungsprophylaxe!
- Ein Verhaltensprogramm entwerfen für den Fall, dass alte Punkte getriggert werden: beispielsweise einen »kontrollierten Kontaktabbruch« mit der Einigung auf einen neuen Gesprächstermin nach Beruhigung.
- Als Therapeut sich die Erlaubnis einholen, dazwischengehen zu dürfen, wenn wenig konstruktive Kommunikations- oder Verhaltensmuster erkennbar werden.
- Psychoedukation betreiben: Jahrelang eingeübte Muster werden nicht mal eben so unterbrochen.

Die Gefühlswelten der Klientinnen und Klienten schwanken zwischen Hoffnung, Skepsis und Misstrauen. Die Wahrnehmungssinne sind sehr geschärft, und es findet sich oft ein »Lauern« im Blick auf den anderen: Hat sich was geändert? Ist der andere bereit, zuzuhören? Kann ich mich öffnen? Dem anderen vertrauen? Die hinter diesem Gefühlschaos liegende Angst vor erneuter Verletzung ist groß.

Ziel solcher Familiengespräche ist oft, an den hinter dem Kontaktabbruch liegenden Konflikt heranzukommen (siehe Tabelle 8), sodass wir in ein »ungefährlicheres Fahrwasser« gelangen können. Abbrüche sind immer Geschichten von misslungenen Bindungen.

Tabelle 8: Was steht im Mittelpunkt, was ist das Ziel?

Fragen	Konflikt	Kontaktabbruch
Was steht im Mittelpunkt?	Im Mittelpunkt steht die Auseinandersetzung um eine *Sache.*	Im Mittelpunkt steht die Auseinandersetzung mit der betroffenen *Person.*
Was ist das Ziel?	Ziel ist das Werben um Verständnis und evtl. die *Durchsetzung von Interessen.*	Ziel ist die *Ausgrenzung von Personen* zum eigenen Schutz.

In der Arbeit mit Familien ist es wichtig, von vornherein Regeln aufzustellen, die von allen Teilnehmenden akzeptiert und respektiert werden können. Dazu ist es erforderlich, in Vorarbeit zu gehen und alle anzuschreiben mit einer Regelvereinbarung[3], die von mir mit Beispielen bestückt wird und dann Raum lässt für die verschiedenen Wünsche. Es dauert manchmal etwas länger, bis Konsens herrscht. Wenn diese Vereinbarung gelingt und alle zustimmen, kann ein erster Termin vereinbart werden.

Diese Vorarbeit erinnert an eine Inszenierung im Theater: Jeder hat seine »Regieanweisung« und seinen »Eingangstext«. Das schafft Sicherheit und Kontrolle. Für dieses Eingangsszenarium ist dieser Hinweis wichtig, auch wenn es sich vielleicht albern, künstlich anfühlt. Da ich als Beraterin/Therapeutin diese Vorgabe mache, können alle mitspielen und bei Misslingen alles auf meine »blöde« Idee schieben. Das schafft Entlastung.

Auch wenn Klienten sich auf ein gemeinsames Gespräch einlassen, dieses Gespräch stattfindet, die Rückmeldungen neutral bis positiv sind und ein weiterer Termin vereinbart ist, heißt das nicht, dass er auch stattfindet. Was in der ersten Stunde als tragbar bzw. aushaltbar angesehen wird, kann sich im Nachklang wieder verändern.

Ein Fallbeispiel (»Rückfall in alte Muster«) mag das verdeutlichen: Ein 34-jähriger Mann (verheiratet mit einer sehr jungen Frau, zwei kleine Söhne im Alter von drei und einem Jahr) bricht zu seiner Mutter den Kontakt ab. Ihr Sohn und ihre Schwiegertochter sind berufstätig, und die Mutter betreute ab und an ihre Enkel. Der Sohn gibt seiner Mutter sehr klare Vorgaben, was den Umgang mit den Kindern betrlfft, die Mutter hält sich in der Regel daran, interpretiert manche Vorgaben aber anders. Das führt mehr und mehr zu Auseinandersetzungen, und der Sohn entzieht seiner Mutter die Enkelkinder mit der Begründung, dass sie nicht verantwortungsgemäß mit ihnen umgehe. Die Schwiegertochter hält sich aus dem Konflikt heraus und bezieht keine Stellung.

Es findet mit einiger Überzeugungsarbeit ein Gespräch zwischen Mutter und Sohn statt. Die Themen kommen auf den Tisch, und wir besprechen, was wie mit wem und unter welchen Bedingungen möglich sein könnte. Ebenfalls verabreden die beiden, dass Klä-

3 Siehe das Beispiel für eine Gesprächsvereinbarung in den anhängenden Materialien.

rungsgespräche auf der Metaebene ermöglicht werden sollen, falls es (wieder) verschiedene Interpretationen geben sollte. Wir vereinbaren ein experimentelles Zeitfenster, in dem nur geschaut werden soll, was gut klappt und was nicht. Wenn es nicht so läuft, wie eine/r sich das vorgestellt hat, würden beide nach »ehrenwerten« Hindernissen schauen und überlegen, wie sie es beim nächsten Mal anders machen könnten.

Den nächsten Termin sagt der Sohn per Mail ohne Begründung ab. Die Mutter kommt allein und berichtet, dass Klärungen auf der Metaebene nicht geklappt hätten und der Sohn keinen Sinn in weiteren Gesprächen sehe. Auf eine Nachfrage von mir reagiert er nicht. Da lassen sich dann im Moment nur Hypothesen entwickeln, die nicht weiterverfolgt werden können.

In der Arbeit mit Familien können wir uns nicht wirklich darauf verlassen, dass einmal erreichte Ziele auch so bleiben. Deshalb ist es auch sinnvoll, immer wieder nach dem momentanen Stand der Dinge zu fragen, welche Veränderungen sich ergeben haben, was gerade die vorherrschenden Gefühle sind, welche Zweifel am Vorgehen sich aufgetan haben etc.

Die Praxis bzw. der Beratungsraum ist ein geschützter Raum – während der therapeutischen Arbeit befinden wir uns in einer Art »Klausur«, in der das Leben außen vor gehalten wird. In diesem geschützten Raum kommen den Klienten oft andere Gedanken, Einsichten, Wertungen als in der Alltagswelt. Das gilt es als selbstverständlich anzunehmen und weist wieder auf die große Bedeutung des Kontextes für systemisches Arbeiten hin.

Die Arbeit mit verlassenen Großeltern

Mögliche *Klippen* bei der Arbeit mit verlassenen Großeltern:

- keine klare Rollentrennung (»gewesene« Eltern/Großeltern),
- Übertragungen von beiden Seiten,
- »Selbstverständlichkeiten«.

Der Abbruch geschieht meist in jungen (Erwachsenen-)Jahren: Man gründet eine eigene Familie, will alles ganz anders machen und besonders die eigenen Kinder schützen. Das, was die Eltern selbst erlebt haben, sollen die Kinder auf keinen Fall erleben müssen. Und so wird oft auch aus diesen Gründen den Großeltern der Umgang mit den Enkelkindern entzogen oder unter bestimmte Bedingungen gestellt.

Natürlich gibt es rechtliche Regelungen, Großeltern können einen Anspruch auf Kontakt mit den Enkelkindern stellen (vgl. Anhang »Informationen zum Umgangsrecht von Großeltern«). Praktisch sieht es aber eher so aus, dass natürlich das Wohl des Kindes im Mittelpunkt steht, und wenn Eltern(teile) konsequent in erbitterten Auseinandersetzungen den Umgang verneinen, wird das Familiengericht eher den Eltern zustimmen, um das Kind nicht in Loyalitätskonflikte zu bringen. Je älter das Kind ist, desto eher wird auch seine Meinung vom Gericht befragt – die Loyalitätskonflikte bleiben aber wahrscheinlich bestehen.

Es erfordert sehr viel Geduld, mit Großeltern zu arbeiten, die ihre (Schwieger-)Kinder zwar schwierig und kompliziert finden, die aber nicht sehen, was das denn mit ihren Enkelkindern zu tun haben könnte: Das sei ja wohl eine ganz andere Sache. Vielleicht hätten sie als Eltern nicht immer alles richtig gemacht, aber es gehe jetzt ja um die Enkelkinder. Und ob die Eltern ihren Kindern etwa die Großeltern vorenthalten möchten? Das sei wirklich verurteilenswert und mal wieder ein deutliches Beispiel für den Egozentrismus der Kinder, die ihre eigenen Kinder benutzen würden, um die Eltern zu strafen! (vgl. die angesprochene Klippe zur Rollentrennung).

Dieses Gefühl »bestraft werden zu sollen« herrscht oft vor. Die Großeltern erleben sich in einer ganz anderen Rolle und verstehen zu Beginn wirklich nicht, was die Beweggründe ihrer Kinder sein könnten, da Elternbeziehungen ja etwas grundsätzlich anderes seien als Großelternbeziehungen.

Bei den Eltern der Enkel herrscht oft ein Schutzgedanke vor: Was sie selbst durch ihre Eltern oder Elternteile erlebt haben, soll ihr Kind nicht von der *gleichen Person* erleben. Das Verhalten wird an der Persönlichkeit des anderen festgemacht und der Glaube an Veränderungsmöglichkeiten der eigenen (alten) Eltern ist eher schwach.

In der Arbeit mit Eltern bedeutet das ein Nachdenken darüber, was Großeltern für Enkel bedeuten könnten. Und ob sie – wenn es positive Bedeutungen gäbe – dann wirklich über ihre Kinder entscheiden wollen oder ob es nicht doch auch andere Wege gäbe. Manchmal hilft es, den Eltern zu spiegeln, dass sie in der Art und Weise, wie sie handeln, sich gar nicht so sehr von den Einstellungen der eigenen Eltern unterscheiden. Das löst meist Betroffenheit und daraus folgend Nachdenklichkeit aus.

In der Arbeit mit den Großeltern geht es um das Reflexionsvermögen: Wie gut können sie die Bedenken der Kinder nachvollziehen? Was ist denn ihr eigenes Interesse an den Enkeln? Wo wollen sie Einfluss nehmen und in welchen Lebensbereichen? Wie könnten sie ihre Kinder davon überzeugen, dass sie nun als Großeltern anders handeln würden?

Die Mutter eines siebenjährigen Sohnes kam zu mir in die Beratung, da sie sich weiterhin von Mutter und Schwester bedrängt und nicht akzeptiert fühlte. Die Schwester lebe »in geordneten Verhältnissen« (Ehemann und zwei Kinder), sie selbst sei Mutter eines Sohnes, der im gegenseitigen Einverständnis hauptsächlich beim Vater und seiner neuen Frau lebe. Sie selbst habe einen sehr guten Kontakt zu den dreien und stehe auch im engen Austausch, was die Entwicklung ihres gemeinsamen Sohnes angehe. Wir besprechen Distanzierungsmöglichkeiten zur Mutter und Schwester, die bei ihr zu einer besseren und für sie gesünderen Grenzziehung führen. Sie distanziert sich, kommt zu familiären Festtagen und hält sich zurück, ist aber freundlich und zugewandt. Ihr Sohn darf den Kontakt zu seiner Großmutter und Tante nach seinem Belieben gestalten (was auch Wochenendübernachtungen beinhaltet).

Knapp zwei Jahre später meldet sie sich wieder: Ihr inzwischen neunjähriger Sohn möchte nicht mehr zu seiner inzwischen verwitweten Großmutter (mütterlicherseits). Sie selbst habe seit zwei Jahren einen nur noch sehr losen Kontakt zu ihren Eltern bzw. ihrer Mutter (»Sie passe immer noch nicht ins Familiensystem«), wollte aber ihrem Sohn nicht die Großeltern entziehen. Die ersten Jahre gab es keine Komplikationen, bis die Großmutter immer öfter bei ihrem Enkel durchscheinen ließ, dass sie ihre Tochter nicht für erziehungsreif halte, und sie froh sei, dass er größtenteils beim Vater lebe. Der Enkel wusste nicht gut damit umzugehen und kam zunehmend in Loyalitätskonflikte.

Da ich vorher schon mit der Tochter gearbeitet hatte, schlug ich ein Gespräch zu dritt (Mutter, Tochter und ich) vor, das von der Mutter auch angenommen wurde. Der Mutter fiel es sehr schwer, von ihren eigenen Erziehungsidealen abzusehen und die ihrer Tochter zu respektieren, die sie als pädagogische Fachkraft überhaupt nicht teilen konnte. Sie pochte auf ihre Erfahrungen und pädagogischen Kenntnisse: Als Grundschullehrerin wisse sie, was Kinder bräuchten und was schädlich für die Entwicklung sei.

Gegen solche scheinbar »in Stein gemeißelten« Überzeugungen ist schwer anzukommen. Wir schauten zurück auf die »Geschichte der Pädagogik« mit ihren vielen Entwicklungen und auch unterschiedlichen »Lehren«, die aber eher in alle möglichen Richtungen gingen, als dass sie stringent auf ein optimales Ziel hinliefen. Das veranschaulichte, dass im Rückblick immer auch etwas als »falsch« gesehen werden kann.

Wir verhandelten eine »Enthaltsamkeit« in Erziehungsfragen für die Großmutter (außer sie wird explizit gefragt) und ein »Recht«, ihrer Tochter in fünf Jahren - sollte die Entwicklung des Enkels zu Klagen Anlass geben - zu sagen: »Ich habe es dir ja immer gesagt, aber du wolltest es nicht hören. Jetzt musst du es allein ausbaden!«

Mit der Tochter besprachen wir, dass sie sich zumindest die Vorschläge ihrer Mutter anhört und bei Nichtannahme ihre Gegenargumente benennt, die die Mutter dann respektieren sollte. Emotional gesehen hatte die Tochter einen leichteren Stand: »Wenn du weiterhin schlecht über mich sprichst, leidet mein Sohn und wird dich nicht mehr besuchen. Für euch beide tut es mir dann leid (für dich etwas mehr, da du ihn nicht mehr siehst, für ihn etwas weniger, weil er unter deinem jetzigen Verhalten leidet) und ich werde zu meiner Entscheidung stehen.«

Der Sohn bzw. Enkel war in keiner Sitzung dabei, auch wenn er für die Mutter der eigentliche Anlass der Beratungsaufnahme war. Wie immer ging es um Aufarbeitung der Vergangenheit (Mutter und Tochter) und Gestaltung der Gegenwart (Großmutter und Enkel).

Nach diesen (Klärungs-)Gesprächen vereinbarten wir eine »Experimentierphase« für sechs Monate: Die Mutter begleitet ihren Sohn zur Großmutter, die Zeitphase bei der Großmutter wird genau bemessen (zwei Stunden) und die Mutter achtet beim Abholen unauffällig darauf, wie der Sohn nach diesen Besuchen reagiert. Die Großmutter bastelt sich einen »Reminder« (einen roten Kreis, der dick durchgestrichen ist für das »Tabuthema«).

Mütter und Töchter: Ein eigenes Verhältnis

Mögliche *Klippen* bei der Arbeit mit Müttern und Töchtern:

- parentifizierte Kinder im jungen Erwachsenenalter,
- Rückfall in alte Muster,
- Festigkeit bzw. Brüchigkeit in der eigenen Position (tritt erst in der Auseinandersetzung auf!).

Es gibt immer wieder Häufungen von ähnlich strukturierten Kontaktabbrüchen erwachsener Töchter zu ihren Müttern. Oft haben die Mütter eine schwere Geschichte aus ihren jeweiligen Herkunftssystemen: Parentifizierungen, erlebte Gleichgültigkeit, Überforderung der eigenen Eltern mit ihnen als ihrem Kind, Ablehnung, ungewolltes Kind sein, etc.

Die Kinder wissen meist wenig von den Herkunftsgeschichten der Eltern und nehmen alles das, was sich ihnen bietet, als selbstverständlich an. Hinzukommen die (gestiegenen) Erwartungen, was denn die Eltern doch bitte ermöglichen sollten. Und das entsteht nicht aus dem Wissen, dass Ressourcen durchaus begrenzt sein könnten, sondern eher aus dem Glauben der immerwährenden Verfügbarkeit. Und wer die Quellen nicht anzuzapfen weiß, hat sie auch nicht verdient! Und wer sie anzuzapfen versäumt hat, kann auf jeden Fall die Eltern für dieses »Informationsmissmanagement« verantwortlich machen.

Das sind Kinder, die die »bessere Welt« erleben, denen unliebsame bis hin zu traumatischen Erfahrungen erspart bleiben sollen – und ohne das Wissen, dass die Eltern genau dies erlebt haben. Die Eltern schweigen und behalten ihre Erlebnisse für sich – doch die Erlebnisse wirken weiter in ihnen. Sie sind »heroisch« auf ihre Art und verleugnen damit ihren erlebten und oft unverarbeiteten Schmerz.

Die meisten verlassenen Eltern, die zur Beratung oder Therapie kommen, sind zwischen 60 und 85 Jahre alt, also Kinder der 1960er oder frühen 1950er Jahre. Es lohnt sich immer, einen kurzen Blick auf diese »Zeitalter« mit ihren vorherrschenden Werten, Vorstellungen von Familie, leitenden Ideen, Wissens- und Bildungsmöglichkeiten zu werfen. Aus diesem Kontext heraus können wir zu verstehen versuchen, weshalb sich (speziell Mütter, aber auch vereinzelt Väter) Eltern so verhalten, wie sie es denn getan haben.

Eine 74-jährige Frau kommt zur Beratung mit dem Ziel, einen inneren Frieden für sich herzustellen. Sie ist in zweiter Ehe verheiratet und hat eine Tochter (42 Jahre) und einen Sohn (39 Jahre) aus erster Ehe mit einem - wie sie es beschreibt - narzisstischen Mann, der über Charme, Charisma und Visionen verfügte. Sie ging diese Ehe sehr jung ein - gefangengenommen durch die Leichtigkeit, Lebenslust und überzeugte Hoffnung, die der Ehemann ihr vermittelte. Ein ziemlich deutlicher Widerspruch zu ihrem Herkunftssystem, in dem Sorge, Schuld, Härte sich selbst gegenüber und Freudlosigkeit eher zu Hause waren als Freude und Optimismus.

Sie war ein ungewolltes (Nachkriegs-)Kind (* 1947). Die beiden älteren Brüder waren Kriegskinder (in Fronturlauben gezeugt), »deutsche Soldaten!«, so die Beschreibung der Klientin. Der Vater kehrte aus der Gefangenschaft schwer verletzt von einem früheren Fronteinsatz zurück, erlebte völlig unvorhergesehene Entwicklungen (damalige Emanzipierung der Frauen) und flüchtete sich in Alkoholismus und Fantasien von früheren Zeiten. Die Mutter organisierte den Alltag, fing ihre Söhne und ihren Mann auf und setzte bei ihrer (kleinen) Tochter voraus, dass sie genauso sorgen möge, wie sie es als Mutter tue. Die Tochter war mit damit überfordert und reagierte mit Rückzug. Die Mutter legte es als Faulheit bzw. Verantwortungslosigkeit aus und bestrafte ihre Tochter dementsprechend, verbunden mit den Vorwürfen, dass sie »Schuld« daran trage, wenn es der Familie schlecht gehen werde (was auf jeden Fall eintreten werde - so die Tochter nicht gehorche). Die Tochter erlebte unverstandene Forderungen, willkürlich erlebte Gewaltausbrüche, unerfüllbare Rollenvorgaben und vor allen Dingen Schuldzuweisungen, denen sie nichts entgegenzusetzen hatte: schuldig sein - für was auch immer. Einsam sein - wegen ihrer Schuld. Überleben wollen - trotz ihrer »Schuld«. Sie verließ das System, womit sie neue Schuld auf sich lud: Statt Sühne zu leisten, flüchtete sie. Noch mehr Schuld!

Das alles im Gedächtnis, schwor sie sich, ihren Kindern nicht dieses Leid zuzumuten. Sie sollten sich als selbstverständlich geliebt und angenommen auf dieser Welt fühlen, sich verwirklichen dürfen, alle Chancen nutzen können und auf jeden Fall alle Wege geebnet vorfinden.

Sie heiratete mit 22 Jahren, voller Hoffnung und Zuversicht, gestützt durch die heiter-optimistische Haltung ihres Mannes. Das erste Wunschkind kam zur Welt, eine Tochter, heiß und innig von ihr geliebt, drei Jahre später der kleine Bruder. Sie ging sehr in ihrem Mutterdasein auf, besorgt, dass sie diesmal alles »richtig« mache, und verlor ihren Ehemann aus den Augen, der zunehmend spekulativ in der Wirtschaft unterwegs war, mehr als zuträglich trank und seine Visionen zu verwirklichen suchte.

Die Ehe endete in einem Finanzcrash, der Ehemann wurde für unzurechnungsfähig erklärt, die Ehefrau übernahm die Schulden (gezwungenermaßen). Alleinerziehend mit zwei kleinen Kindern, einen Schuldenberg am Hals, mit wenig Unterstützung von beiden Familien stotterte sie sich einigermaßen durchs Leben. Die Kinder sollten auf jeden Fall eine gediegene (Schul-)Ausbildung erhalten – das stand an erster Stelle. Dafür arbeitete sie zusätzlich zu ihrem Job in einer weiteren 15-Stunden-Stelle. Manchmal halfen Freunde beim Babysitten oder machten Besorgungen – das alles nur auf Angebot, nie auf Nachfrage. Ihre Kinder sollten es besser haben, niemals erfahren, was es heißt, allein und ohne Unterstützung zu sein, und dafür war jeder Verzicht ihrerseits rechtens.

Sie erzieht ihre Kinder in diesem Sinne, alles soll selbstverständlich sein, und sie entschuldigt sich, wenn es nicht so ist, wie die Kinder es von ihren Klassenkameraden kennen. Diese Entschuldigung wird nicht richtig angenommen, sondern als »ihr Versagen« kommentiert. Das trifft eine alte Wunde – was auch immer geschieht: Sie ist schuld.

Eine gewisse Zeit nimmt sie es auf sich, empört sich aber langsam: »Ich habe meine Bedürfnisse eurethalben unterdrückt, habe bis zum Umfallen gearbeitet, um die Schulden eures Vaters zu begleichen, habe geknapst und geknausert, weitere Jobs angenommen, meine eigenen Traumata verdrängt, um euch ein Leben zu bieten, wie ich es mir gewünscht hätte! Ich habe euch alles mir Mögliche gegeben und bekomme nicht nur nichts zurück, sondern ernte Vorwürfe. Das darf doch nicht wahr sein!«

In dem Satz »Ich wollte euch ein Leben bieten, wie ich es mir gewünscht hätte« liegt der Schlüssel. Die Generationen sind nicht vergleichbar. Jede Generation wächst in dem Selbstverständnis auf, das ihr in ihrem Umfeld präsentiert wird: Wenn Wohlstand selbstverständlich ist, wird er auch so wahrgenommen. Wenn optimale Förderung selbstverständlich ist, muss man nicht lange nachdenken, sondern erwartet sie. Wenn Forderungen an die Mutter selbstverständlich sind, können auch alle Forderungen gestellt werden. Und alles, was nicht selbstverständlich selbstverständlich ist, wird missbilligend eingefordert und ist einklagbar.

Hier wird die Brüchigkeit in der eigenen Position sichtbar: Was genau macht denn eine »gute Mutter« aus? Wie könnte sie ihren Kindern ein Modell bieten für Selbstfürsorge?

In der gemeinsamen Arbeit üben wir *Achtsamkeit eigenen Bedürfnissen* gegenüber – etwas, das für die Klientin nie selbstverständlich war, sondern eher ein Fremdwort. Wie kann man etwas wahrzunehmen lernen, für das man keinen Blick, keine Vokabel, keinen Zugang hat?

Wenn ich meine eigenen Bedürfnisse wahrnehmen möchte, muss ich sie spüren/fühlen können. Das führt dann auch zu der Frage, welchen Stellenwert »Gefühle« in der eigenen Biografie und im Herkunftssystem haben bzw. hatten. Der stellt sich in diesem Fall als relativ gering heraus und wir stellen das Projekt »Von einer, die auszog, das Fühlen zu lernen« voran.

Das fängt mit ganz basalen Übungen an: barfuß auf einem Teppich laufen und in sich hineinspüren: Wie fühlt es sich an? Was ist der Unterschied zum Barfußlaufen auf Steinen, Sand, Holzböden? Was ist der Unterschied zum Gehen in Schuhen, Stiefeln …

Sich allein ein Musikstück anhören und allen Impulsen nachgeben: Was taucht auf? Trauer, Freude, Sehnsucht, Leere, Aufgehobenheit …

Ein zweites Thema ist das *Selbstmitgefühl* – im Beispielfall ein ebenso fremdes Wort. Wie kann man lernen, sich selbst gegenüber freundlich und mitfühlend zu sein, wenn es nie ein brauchbares Modell gegeben hat? Es geht nicht nur um Empathie, sondern auch um eine selbstfürsorgliche Haltung. Auch das fängt mit sehr kleinen Übungen an: Wie würde sie mit einem kleinen Kind umgehen? Woran würde sie bemerken, was es braucht?

Selbstmitgefühl setzt voraus, dass man glaubt, dieses Mitgefühls wert zu sein. Das ist oft eine sehr hohe Schwelle, die überschritten werden muss: sich selbst einen Wert zu geben, wenn er von anderen abgesprochen wurde. *Selbstwertgefühl* bleibt trotz aller Übungen fast immer anfällig.

Es ist das Verdienst von Sabine Bode (2015), in sorgfältigen Recherchen die Gefühle, Gedanken und Haltungen der Kriegsgenerationen und ihren Nachkommen zusammengetragen und zugänglich gemacht zu haben. Claudia Haarmann hat speziell in ihrem Buch »Mütter sind auch Menschen« (2012) diese besonderen Bindungen untersucht. Für eine vertiefende Lektüre zu diesem Thema empfehle ich ihr Buch sehr.

Einzelne bei Kontaktabbrüchen begleiten: Anregungen für die Praxis

Auch in der beraterischen/therapeutischen Arbeit mit Einzelnen gibt es – fast unabhängig vom jeweiligen Fall – immer wieder *Klippen*, die umsichtig umschifft werden sollten. Dazu gehören:

- unzureichende Würdigung des Leids,
- vorzeitige Lösung von inneren Widersprüchen,
- fehlende Inseln für die Gefühlszustände,
- Vernachlässigen der Kraft der Erinnerung.

Im Kapitel »Wege aus dem Labyrinth: Das Konzept der vier Ebenen« beschreibe ich, dass die Therapie bzw. Beratung auf verschiedenen Ebenen stattfindet und je nach Klientel zukunfts- oder vergangenheitsorientiert mit dem jeweiligen Ausgangspunkt in der Gegenwart.

Das Leid beider Seiten steht im Beratungskontext im Vordergrund, wobei zu Beginn oft jeder für sich das allein rechtmäßige Leid beansprucht und auch (von seiner Wirklichkeitskonstruktion her) recht darin hat.

Mit verlassenen Eltern oder verlassenden (manchmal noch jungen) erwachsenen »Kindern« zu arbeiten, ähnelt der Arbeit mit Menschen im Mobbingkontext: Die vorerst einzig denkbare Lösung für alle Beteiligte läge darin, dass der/die andere sich ändert, das zutiefst falsche Verhalten bedauert, sich wünscht, es ungeschehen machen zu können. In unserem Fall also so, dass entweder das »Kind« den Kontakt zu den verlassenen Eltern wieder aufnimmt, wobei ein (oft uneingeschränktes) Schuldeingeständnis der Eltern und darauf folgende »Sühneleistungen« eine Bedingung für die Kontaktaufnahme im Vordergrund stehen – schließlich haben die Kinder ja unter ihren Eltern unendlich gelitten. Oder aber die Eltern wollen gütig auf ihre Kinder wieder zugehen, möchten aber die Zumutung dessen, was ihnen angetan wurde, vor der Versöhnung klären – schließlich haben sie ja unter dem Verhalten ihres Kindes unendlich gelitten.

Das Leid würdigen

Diese Würdigung des Leids nimmt in der Beratung einen großen Raum ein. Wenn diesem Leid nicht der angemessene Platz eingeräumt wird, auf den sich die Klienten auch immer wieder zurück(be)ziehen dürfen (wann immer es notwendig erscheint), wird eine Weiterarbeit schwierig, da sich nichts bewegt, weder in der inneren Einstellung noch an dem gegenwärtigen Zustand.

In der Praxis können solche *»Leidinseln«* hilfreich sein, um den gegenwärtigen Zustand, das gegenwärtige Gefühl zu lokalisieren und zu orten. Wenn ich eine »Leidinsel« habe (siehe Abbildung 6), auf der mein erlebtes Leid sicher und wertschätzend »verwahrt« wird, es keine Bagatellisierung oder Bezweiflung erfährt, dann kann ich mich leichter auf andere »Inseln« begeben, im Vertrauen darauf, dass alles sicher aufgehoben wird und dem Leid nichts genommen werden kann – es sei denn, ich will es verändern.

Dieses Leid drückt die Wertschätzung dessen aus, was ich verloren habe, und es ist meist der Verlust, der im Vordergrund steht.

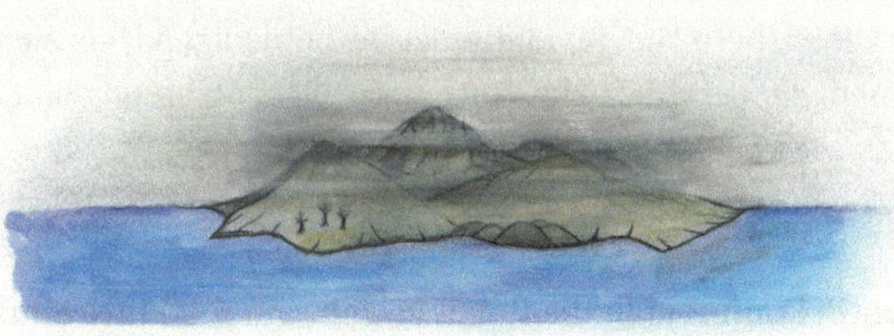

Abbildung 6: Leidinsel

Auf der *Leidinsel* bin ich allein und definiere mich vielleicht über dieses Leid. Es macht mich in diesem Moment aus und hat vielleicht auch eine Größe, die ich sonst nicht habe. Allein das zwingt schon zur Wertschätzung. Auf dieser Insel könnte es (sehr viel später im Therapieverlauf) Anknüpfungspunkte zum Selbstbild und -konzept der Betroffenen geben: Was bin ich noch, wenn ich nicht mehr Mutter/Vater/Tochter/Sohn von … bin? Was gibt mir meinen Wert und wodurch definiere ich mich?

Diese Leidinsel kann recht einfach durch einen Kreis dargestellt werden (ein Seil oder ein Stück Teppich auf dem Boden, auf einem Blatt Papier gezeichnet, möglichst mit einer kleinen Stellvertreterfigur, die dann auf diese Stelle gesetzt werden kann). Klienten können dort in hoher Konzentration die Position des/der Leidenden einnehmen, die Tiefe spüren, intensiv auf Gefühle und Gedanken achten – alles im Wissen, dass es an dieser Stelle gut aufgehoben ist, seinen Platz hat, der durch nichts anderes bagatellisiert oder abgelenkt wird.

Eine erwachsene Tochter (25 Jahre) bricht den Kontakt zu ihrer geschiedenen Mutter ab. Auch hier sind die Gründe Grenzüberschreitungen und emotionale Erpressung. Die Mutter ist völlig verzweifelt und erklärt ihr Leben für sinnlos, wenn die Tochter nicht wieder in Kontakt treten werde. Das Ausmaß ihrer Trauer, Wut, Enttäuschung ist immens.

Wir bewegen uns lange auf der Leidinsel und die Hypothese liegt nahe, dass dieses Leid möglicherweise eine Stellvertreterfunktion für anderes hat.

Viele Lebensbereiche der Mutter laufen befriedigend, ein sicheres Einkommen, ein gutes soziales Netz, befriedigende berufliche Einbindung. Das alles bestätigt sie bei näheren Nachfragen, wertet es aber in dem Moment ab, wo der »Verlust der Tochter« wieder deutlich wird.

Die Klientin kommt ja in die Praxis zu mir, um mit einer Situation umgehen zu lernen, von der sie sich (noch) überrollt fühlt. Die Leidinsel scheint für sie ein warmer Platz zu sein, wo sie sich gesehen und verstanden fühlt.

Innere Widersprüche aufnehmen

»Das wurde mir angetan, und es ist die Schuld des/der anderen.« Diese »Entweder-oder-Haltung« bzw. die Auffassung, dass, wenn die eine Seite recht hat, die andere Seite nicht auch recht haben kann, sondern im Gegenteil: sehr im Unrecht ist, ist zwar vom Erleben her gut nachvollziehbar, aber nicht produktiv für die gemeinsame Arbeit.

Der *innere Widerspruch* (Ich will wieder Kontakt, doch der andere muss den ersten Schritt tun oder sich zumindest seiner Schuld bewusst werden) der Klienten ist hier bedeutsam und sollte sehr behutsam aufgegriffen werden (wenn er denn schon sichtbar ist).

Auf der Seite der verlassenen Eltern heißt das: Wir sind (zu Unrecht) verlassen und damit auf uns selbst zurückgeworfen worden. Wir sind uns keiner Schuld bewusst und verstehen das alles nicht. Wir werden für etwas »bestraft« und wissen nicht wofür. Wir halten den Schmerz kaum aus und wollen unser Kind dafür zur Verantwortung ziehen. Gleichzeitig wünschen wir uns nichts mehr, als dass es zurückkommt und uns alles erklärt. Wir wollen es wieder annehmen können und wünschen »Sühneleistungen« von unserem Kind, sodass wir es wieder vorbehaltlos lieben können. Es sollte verstehen, was es uns angetan hat, sodass wir ihm dann verzeihen und wieder eine glückliche Familie sein können.

Auf der Seite des verlassenden »Kindes« heißt das: Ich habe endlich die Konsequenz gezogen, nachdem ich euch unzählige Chancen gegeben haben. Ihr habt mich für etwas bestraft und ich weiß immer noch nicht wofür. Eigentlich würde ich gern zurückkommen, wenn ich endlich die Familie vorfinden könnte, die mich in meiner Eigenheit sieht, respektiert und wertschätzt. Ich würde euch gern weiter lieben können, aber ihr müsst verstehen, was ihr mir angetan habt, und vielleicht kann ich euch eines Tages dann auch verzeihen.

Auf beiden Seiten herrschen Groll, Sehnsucht, Traurigkeit, Verzweiflung und großes Unverständnis dafür, warum es denn mit der Familienidee nicht geklappt hat.

Eine 30-jährige Tochter bricht (per SMS) den Kontakt zu ihrer Mutter ab. Mit Vater und Bruder hat sie weiterhin losen Kontakt. Die Vorwürfe sind immens. Die Mutter nimmt Kontakt zu mir auf und wir vereinbaren einen Eltern-Paar-Termin.

Bei der Mutter herrschen Wut und Empörung vor, dahinter stehen eine große Trauer und die Befürchtung, als Mutter versagt zu haben. Der Vater reagiert eher mit Trauer und Grübeleien. Beide sind bereit für einen Rückblick auf die »Knoten« in der Familienbeziehung. Die bisherigen (vielleicht unbeabsichtigten) Spaltungsversuche der Eltern durch die Tochter können die beiden gut bearbeiten. Es geht um Rückblick auf Erziehungsideen, unterschiedliche Rollen, persönliche Veranlagungen, Umgang mit der oft als schwierig empfundenen Tochter.

Der Vater kann seine Ambivalenzen von Verletztheit und Sehnsucht auflösen, indem er zum einen die Generationsgrenzen (wieder-)herstellt (»Ich bin der Vater und damit Modell, ich habe einen Erziehungsauftrag gehabt und ihn vielleicht anders wahrgenommen als meine Frau und anders, als meine Tochter es vielleicht erlebt hat«) und zum anderen auf ein »Erwachsenenverhalten« seiner Tochter pocht (»Ich bleibe der Vater, bin jetzt aber Vater einer erwachsenen Tochter, von der ich mir wünsche, dass auch sie sich in reiferer Form mit ihrer Vergangenheit auseinandersetzt«). Für ihn bedeutet das praktisch, dass er auf Schreiben seiner Tochter auf der Metaebene reagiert (»Wir können über vieles gern inhaltlich sprechen, und ich wünsche mir eine Kommunikation von dir, die ich annehmen kann«).

Der Mutter fällt es schwerer, sie braucht noch Genugtuung, die sie aber nicht bekommt.

Inseln für die Gefühlszustände schaffen

Wo könnte ein Einstieg gelingen? Wenn die Verantwortung nur beim anderen liegt, sind die Einflussmöglichkeiten gering bis gar nicht vorhanden. Ziele, die außenabhängig gemacht werden, liegen nicht im Gestaltungsbereich der Betroffenen – der/die andere soll etwas tun, tut es aber nicht! Damit scheinen die Gestaltungsmöglichkeiten des Klienten brachzuliegen.

Aus dieser Sackgasse herauszukommen, ist gar nicht so einfach. Klient und Therapeutin brauchen ein Ziel, das in der eigenen Gestaltungsmöglichkeit des Klienten liegt. Das Leid (»Unrecht«) muss bestehen bleiben können, die gefühlte Handlungsohnmacht berechtigt sein und das in diesem Fall nicht fühlbare Kompetenzerleben der Verlassenen zur Lösung dieses Problems als eine notwendige Voraussetzung für das Handeln gestärkt werden. Das bedeutet eine mehrschichtige Arbeit auf unterschiedlichen Ebenen und die gefühlte Ambivalenz ist nicht etwas, das gelöst werden soll, sondern sie ist die momentane Lösung.

Was ist auf dieser Prozessebene möglich? Bindungs- und Haltangebote sollten so tragfähig sein, dass sie es den Klienten erlauben, sich auf experimentelle Wege zu begeben, etwas zu versuchen, das noch nie versucht wurde, eine Haltung einzunehmen, die gewagt und sehr fremd erscheint.

Oft ist es hilfreich, mit bildkräftigen Begriffen zu arbeiten. In der praktischen therapeutischen Arbeit können wir einen *Jetztpunkt,* einen *Vergangenheitshorizont,* eine *Leidinsel,* ein *Hoffnungsboot* (schließt Ressourcen ein) und einen *Metapunkt* unterscheiden und auch räumlich darstellen als mögliche Kreise oder farbige Matten, sodass die jeweilige Position körperlich erlebbar wird und nicht durchmischt wird von anderen Gefühlen.

Der *Jetztpunkt* ist das konkrete Hiersein im gemeinsamen Gespräch und schließt die gegenwärtige Situation mit ein (»Unser Kind hat den Kontakt zu uns abgebrochen, und wir können ihn nicht herstellen«). Der *Vergangenheitshorizont* betrifft die Geschichte und bedeutet die (oft) schmerzliche Auseinandersetzung mit der Vergangenheit.

Von hier aus können wir immer auch kurzfristig das *Hoffnungsboot* (siehe Abbildung 7) betreten und uns eine (realisierbare) Vision ausmalen, wie es denn werden könnte und wie wir uns dann verändert haben würden, was dann anders gehandhabt bzw. gemacht würde. In diesem Boot bekommt man wieder Luft und hat einen freieren Blick. Das Herz ist unbelasteter und es könnte wieder Lebensfreude aufkommen. Damit ist dann auch schon ein kleiner Selbstheilungsprozess in Gang gesetzt.

Wir bleiben allerdings nicht sehr lange in dem Boot, sondern bewegen uns zwischen all diesen Punkten hin und her. Diese künstliche Sortierung ist hilfreich, denn wenn Gefühle, Erinnerungen, Verzweiflung, Enttäuschungen ihren Platz bekommen *(Leidinsel),* können wir selbstwirksamer agieren. Wir bekommen mehr Sicherheit darin, dass wir es sind, die sich zum Kummer verhalten, statt dass der Kummer uns beherrscht und wir ihm ausgeliefert sind – wir bekommen also langsam mehr Kontrolle über das Geschehen. In den verschiedenen Positionierungen erfahren wir, dass vieles gleichzeitig sein kann – und das kann zu einem besseren (Selbst-)Verständnis führen. Ich kann mich also als »Opfer« erleben, die Größe des

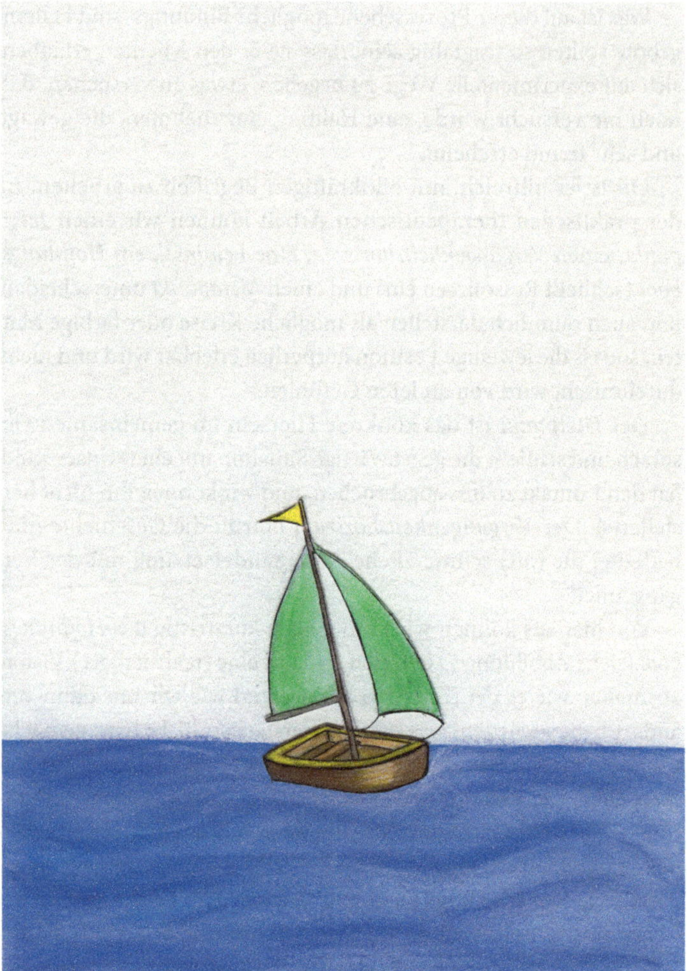

Abbildung 7: Hoffnungsboot

Leids spüren, Recht behalten in meiner Sicht der Dinge und mich gleichzeitig (da ich mit all dem auf sicherem Boden wandele) auf möglicherweise andere (rein experimentelle) Sichtweisen einlassen; sie nachvollziehbar finden oder auch wirklich sehr fremd.

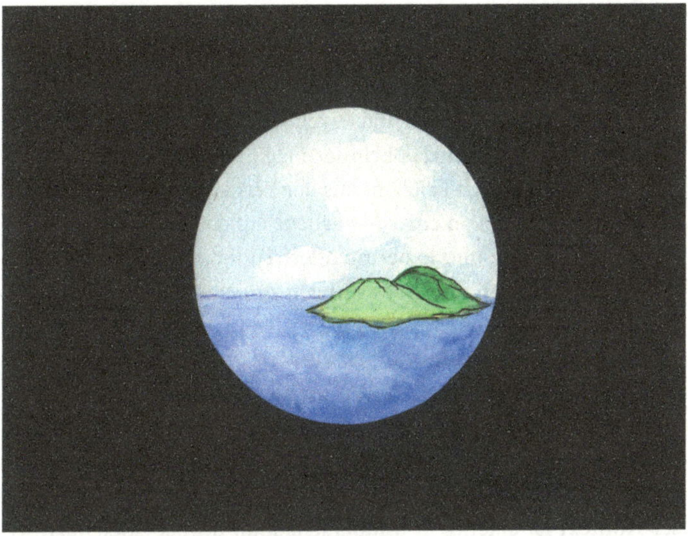

Abbildung 8: Metaebene/Vogelperspektive

Diese *Metaebene* (siehe Abbildung 8) kann erst dann eingenommen werden, wenn alles andere »gesichert« erscheint: mein Leid, die Schuld des/der anderen, meine berechtigte Sicht der Geschichte. Sie ist ein rein experimentelles Feld und das bedeutet, dass man dort »scheitern« darf. Im Experiment bin ich »leichter«, ich spiele mit den Möglichkeiten – und da es ein Experiment ist, darf ich auch wieder in die »Realität« zurückkehren, eben zu meinem Leid und erlittenen Unrecht. Oft aber verändern sich kleine Nuancen durch die Metaebene. Was einmal gedacht, vorgestellt, riskiert wurde, kann aus dem Gehirn nicht getilgt werden. Und das heißt, dass die Möglichkeitsspielräume sich erweitern.

Mit der Kraft der Erinnerung umgehen

Ein ganz eigener Punkt bleibt die *Kraft der Erinnerung*, der *Vergangenheitshorizont:* Was erinnern wir? Was wir Beraterinnen/Therapeuten als Erzählungen geschildert bekommen, können wir als die Vergangenheitskonstruktion unserer Klienten betrachten. Ob sie so stattgefunden haben, kann uns niemand bestätigen – sie wurden so erlebt. Wir tauchen ein in die Erlebenswelt unserer Klienten, würdigen ihr gelebtes Leid, begleiten sie empathisch in ihren verschiedenen Phasen und beschäftigen uns mit diesen Erinnerungen.

Auch hier sind Vorsicht und Psychoedukation angebracht: Eine kurze Aufklärung über das Erinnern (die Verfestigung der Bewertung eines subjektiven Erlebens aus der Vergangenheit), verbunden mit der Einladung, von einer Metaebene auf das Erlebte zu schauen und sich neugierig und experimentierfreudig mit den unterschiedlichsten Sichtweisen und Bewertungen zu befassen. Wenn die Neugierde geweckt ist, laufen wir weniger Gefahr, die Klienten in ihren autobiografischen Erinnerungen zu verletzen bzw. zu brüskieren, indem wir sie infrage stellen. Wir zweifeln nicht an diesen Erinnerungen, sondern öffnen einen »Begegnungsraum« zwischen dem Klienten und seinen Erinnerungen.

Erinnerungen bewegen sich immer auch in einem Kontext. Dieser Kontext ist eigentlich unüberschaubar, und so speichern wir unsere Erinnerungen auch nicht in dieser Komplexität, sondern eher in Bruchstücken. Wir alle definieren uns selbst durch unsere Erinnerungen, die dann im Folgenden von großem Einfluss auf unsere Beziehungsmuster, Haltungen und Handlungen sind. Wir interpretieren unsere Welt durch die Brille unserer subjektiven Erinnerungen.

Bei den meisten Klienten sind diese belastenden Erinnerungen von hoher emotionaler Intensität (im Schildern dieser Erinnerung werden sofort wieder die alten Gefühle ausgelöst), sie werden sehr bildhaft und detailreich beschrieben und tauchen immer wieder auf (bis sie ein festes Muster im Gehirn gebildet haben). Dem ist von unserer Seite nicht viel entgegenzusetzen.

Im »Begegnungsraum« können wir diese Erinnerungen spielerisch untersuchen: Wir nehmen die belastenden Erinnerungen der Klienten ernst, respektieren die Ereignisse als »genau so« erfahren und sprechen Einladungen aus, eine Art *Scheinwerfer* auf die Erlebnisse zu richten (siehe Abbildung 9).

Wir nehmen eine bestimmte Erinnerung heraus, stecken sie in einen »Sicherungskasten«, der dafür sorgt, dass diese leidvolle Erinnerung unangetastet bleibt, und spielen dann »Fremde in einem fremden Land«, das heißt, wir schauen dann aus verschiedenen Perspektiven darauf:

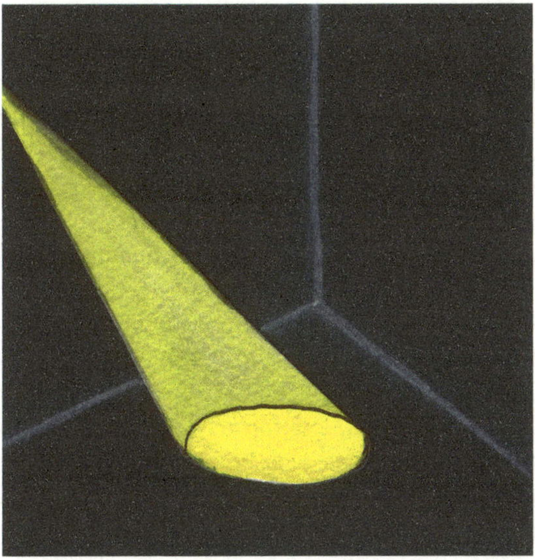

Abbildung 9:
Scheinwerfer

Würden alle in diesem Umfeld die Erinnerung so bestätigen? Haben andere Menschen es vielleicht anders erlebt? Wie würde ein außenstehender Mensch die Situation, die Handlung, die so verletzt hat, beschreiben? Hätte dessen Beschreibung diese Intensität, diese unbeirrbare Überzeugung, dass es so und nicht anders stattgefunden hat? Welche (anderen) Erklärungsmöglichkeiten gäbe es für das Verhalten der anderen? Ist diese eine Interpretation zwingend?

Manchmal lassen sich Klientinnen und Klienten einladen, andere Perspektiven einzunehmen, manchmal nicht. Letzteres führt dann zur Hypothesenbildung über den Sinn und Wert dieser Erinnerung: Wozu ist sie so notwendig? Was nähmen wir der Klientin mit dieser Erinnerung?

Dann ist es meist eine gute Frage an die Klientin, wie viel Bedeutung sie dieser Erinnerung geben möchte, da die Belastung ja »von außen« gekommen ist – also fremdbestimmt. Gefolgt von der Frage, wie lange sie denn dem anderen Menschen mit dieser Erinnerung diese »Macht« über sie geben möchte – heute, wo sie selbstständiger, weniger abhängig, reifer in der Persönlichkeit sei und über passendere Copingstrategien als früher verfüge: Das kann am Stolz kratzen und sie sich wieder auf ihre eigene Stärke fokussieren lassen.

Verena Kast schreibt dazu: »[D]as Gedächtnis hat eine kreativ konstruktive Funktion – wir erinnern, was uns jetzt wichtig ist, wir erzählen eine Geschichte, die zu unserem aktuellen Selbstbild passt.« Und fährt wenig später fort: »Erinnerungen sind abhängig [...] von der Stimmung, in der wir sind. Sind wir in einer freudigen Stimmung, dann fallen uns eher freudige Erinnerungen ein. Sind wir verbittert, grantig, dann fallen uns Erfahrungen ein, die uns in dieser schlechten Laune bestärken« (Kast, 2010, S. 38).

Eine 45-jährige Frau – verheiratet, eine Tochter im Alter von 14 Jahren – bricht zu ihrer Mutter den Kontakt ab. In mehreren Nachrichten überschüttet sie ihre Mutter mit Vorwürfen und Schuldzuweisungen. Nichts sei gut gewesen in ihrer Kindheit. Die Verhältnisse seien so bedrückend gewesen, dass sie therapiebedürftig sei und seit acht Jahren psychoanalytisch begleitet werde. Die Therapie habe keine zentrale Verbesserung gebracht – ein Zeugnis dafür, wie unglaublich belastend das Herkunftssystem gewesen sei.

Sie listet unzählige Erinnerungen an Situationen auf, in denen sie sich beschämt, gelöscht, ungerecht behandelt, verletzt, gekränkt, vorgeführt, beschuldigt, vernachlässigt gefühlt habe. Diesen Erinnerungen ist schwer etwas entgegenzusetzen (und Versuche dahingehend könnten das Vertrauen erschüttern). Unsere Vergangenheitskonstruktionen sind ähnlich offen wie unsere Wirklichkeitskonstruktion. Wie wir unsere Erlebnisse in der Vergangenheit bewerten und welchen Stellenwert wir ihnen geben möchten, bestimmen wir zu großen Teilen selbst.

In der »Aufklärung« (dass wir für alles, was geschieht, was wir erfahren, eine selektive Wahrnehmung haben) lässt sich die Frau (nach einiger Zeit) einladen, auf eine Metaebene zu gehen und aus verschiedenen Perspektiven auf ihre Erinnerungen zu schauen. Wir experimentieren zusammen: Wie hätte die damalige Handlung/Situation/Person sein sollen, sodass eine andere Erinnerung entstanden wäre? Was war das Ausschlaggebende in diesem Moment? Wie könnte man das Ausschlaggebende aus anderer Sicht anders bewerten?

Und dann die Perspektive der anderen einnehmen: Wie hätte eine wirklich gute Freundin die Situation bewertet? Welche Person hätte es anders gesehen und aus welchem Grund? Wie hätte ein Journalist, eine Kinder- und Jugendtherapeutin, ein Familienrichter diese Erlebnisse geschildert?

Mit *Ausnahmefragen* (Wann/bei wem/in welcher Situation war es anders?) zu arbeiten, ist anfangs nicht wirklich angebracht – erst muss die Opferposition ausreichend gewürdigt werden. Dann hängt es von der Qualität unserer Einladungen ab, wie und in welcher Intensität sich Klienten darauf einlassen können.

Der *Begegnungsraum,* den wir für die Klienten und ihre Erinnerungen öffnen, ist zum einen ein Experiment (also ein spielerisches Vorgehen) und zum anderen eine Einladung zur kreativen Gestaltung der Vergangenheit.

Wenn Gefühle mit Erwartungen verknüpft werden: Umgang mit »emotionaler Erpressung«

Verlassene Eltern – besonders, wenn sie alt sind – verspüren oft den Wunsch, die Kinder auf jeden Fall wiederzusehen, bevor sie sterben. Da geht es meist nicht mehr um den unbedingten Wunsch nach Klärung, sondern um die Sehnsucht, die Kinder noch einmal lebend zu sehen. Wenn die Adressen bekannt sind, schreiben sie oft Briefe in dieser Art.

Bei den Verlassenden kommt dann nicht selten schnell der Begriff »emotionale Erpressung« ins Spiel, was wieder zu neuen Aggressionen führen kann. Der Tod ist schließlich im Wortsinne »endgültig« und ein schlagkräftiges Argument.

Wenn ich mit den Verlassenden arbeite, ist dann eine Standardfrage von mir immer: »Wie gut können Sie Ihren Vater/Ihre Mutter sterben lassen?« Die Antworten sind natürlich unterschiedlich und geben Hinweise auf die Striktheit des Abbruchs. Und wie »gut« es dann im tatsächlichen Fall geht, bleibt dann offen.

In der Arbeit mit verlassenen alten Eltern geht es darum, möglichst viele Alternativen zu finden, wie sie Einladungen aussprechen könnten, wie sie mit Absagen umgehen würden, was dann an Möglichkeiten trotzdem bliebe.

Ein schwer an Parkinson erkrankter verlassener alter Vater (83 Jahre) hätte sich sehr gewünscht, seine Tochter noch einmal vor seinem Tod sehen zu können. Den Brief an sie haben wir zusammen entworfen (Ich übernehme immer den Part der abwesenden Person und höre mit meinem »Kränkungsohr« hin), die Antwort war abschlägig: Er sei für sie schon lange tot. Sie trauere immer noch um den Vater, den sie nie hatte, und das Schicksal dieses Mannes, der ihr da schrieb, sei ihr herzlich gleichgültig.

Der Vater schwimmt daraufhin in einem Gefühlchaos: Groll auf die Unversöhnlichkeit der Tochter, Enttäuschung über ihr Verhalten, Trauer, Einsamkeit und vor allem das Gefühl, »in Unordnung gehen zu müssen«. Vielleicht hätte nach seiner Vorstellung ein Besuch der Tochter gar nichts geklärt, aber er hätte sie noch einmal sehen und berühren können.

Manchmal gelingt es in solchen Fällen, den Groll, die Enttäuschung, die Verbitterung zur Seite zu stellen und dann zu fragen, was er/sie denn dem »Kind« hinterlassen möchte: Anklage oder Akzeptanz, Bemühen um Verstehen oder Konfrontation, Einsicht/Nachsicht oder eine »Quittung verpassen«?

Der Vater entscheidet sich für Einsicht, Nachsicht und ein »brauchbares Erbe«. Was könnte also ein brauchbares Erbe sein? Wir überlegten uns einen »Nachlass« für die Tochter: Der Vater schrieb (bzw. diktierte) eine Art Tagebuch für die Tochter mit dem Titel: »Der Vater, der ich dir gern gewesen wäre«. Dort berichtet er von seiner Geschichte, seiner Entwicklung, seinen wunden Punkten, seinen Hoffnungen und der Liebe zu seiner Tochter, die er vielleicht nicht so verständlich hätte ausdrücken können. Wir vereinbaren, dass es keine Vorwürfe in diesem Tagebuch geben soll, nur Beschreibungen und Reflexionen über das Leben und warum es denn so kommt, wie man es gar nicht haben wollte ... (Er diktiert das Tagebuch einer Schreibkraft; ich kenne den Inhalt nicht, sondern wir sprechen nur auf der Metaebene darüber.)

Im Diktieren fühlt er sich seiner Tochter nahe und findet etwas Ruhe in dem Glauben, dass er zum Ende hin »alles richtig« gemacht hätte. Das Tagebuch wird zu den geordneten Papieren zum Nachlass gelegt (in einem verschlossenen Umschlag mit der Adresse seiner Tochter).

Ich bekomme ein paar Monate später Nachricht von seinem Tod, ansonsten aber keine weiteren Informationen.

Wie aber gehen erwachsene Kinder mit solchen »Noch-einmal-sehen«-Botschaften um? Natürlich wird dies in den meisten Fällen als ambivalent erlebt: Sie hätten das Zerwürfnis ja gern und immer schon geklärt, aber es kam ja nichts außer Unverständnis. Und jetzt – nur weil die Eltern alt sind – soll man »springen und hüpfen« wie früher? Das war ja gerade das, was sie hinter sich lassen wollten.

Dann geht es um die Fragen, was denn »Familie« bedeutet, welche Verbindlichkeiten da gerade mal wieder postuliert und eingefordert werden und vor allem warum, und ob es vielleicht etwas Größeres hinter den ganzen Verletzungen und Kränkungen gibt.

Familie ist Zwangskontext. Kürzer kann man es eigentlich nicht fassen. In welches System wir hineingeboren werden, entscheiden nicht wir. Wir sind ausgeliefert und entwickeln im Verlauf unseres Lebens Bewältigungsstrategien, die uns ein Überleben in diesem System sichern. Wenn Kinder dieses System als so bedrängend erleben, dass sie glauben, zum Überleben das System verlassen zu müssen, ist die Chance eines freundlicheren Rückblicks gering. Trotzdem bleibt eine Art von Bindung: Bei allen Hypotheken des Systems hat es doch eine Art von Sicherheit gegeben – man ist in ihm größer geworden, hat gekämpft, sich zurückgezogen, aufbegehrt, aufgegeben: Immer aber war es dieser feste Rahmen, in dem das alles stattfinden konnte. Diese Jahre prägen ja nicht nur in ihren Problemen, sondern enthalten oft noch einen Rest von Verbindlichkeit, mit anderen Worten, von positiv Erlebtem und positiv erlebter Zugehörigkeit.

In den Fällen meiner Praxis sind es meist die Verlassenden, die mit dem Verlassen noch nicht wirklich abgeschlossen haben (sonst bräuchten sie auch keine Beratung), sondern noch einen Leidensdruck verspüren. Sie hätten gern Kontakt, nur nicht zu den Bedingungen der Eltern. Wenn dann das Argument des nahen Todes kommt, bringt das wieder bei vielen das Blut in Wallung: Die Eltern haben wohl nichts verstanden, gar nichts!

In solchen Fällen geht es im Beratungsgespräch um Fragen, die an einen erwachsenen, erfahrenen und nachdenklichen Menschen gestellt werden; Fragen, die nicht das innere Kind beantworten könnte:

- Wie wichtig will ich die Kränkungen und Verletzungen angesichts des Todes eines Elternteils nehmen?
- Wie kann ich mich verabschieden, ohne mein Leid zu bagatellisieren?
- Was würde ich ihm/ihr noch einmal sagen wollen?
- Was müsste ich Erwachsene(r) meinem inneren Kind mitgeben, dass es sich auf eine solche Reise einlässt?

In der Beratungsarbeit können wir dann noch einmal die Botschaften, Maximen, Gesetze, Werte des Herkunftssystems aufzählen und die Klienten entscheiden, in welchem Maße sie es annehmen, ablehnen oder modifizieren wollen.

Eine inzwischen 65-jährige Ärztin, die vor 25 Jahren den Kontakt zu ihren Eltern abgebrochen hat, kommt in die Beratung. Anlass ist der dringliche Appell der Eltern, sie noch einmal zu besuchen, da sie wohl nicht mehr lange leben würden, ihr »Kind« aber gern noch einmal sähen. Die Tochter erkundigt sich im Pflegeheim nach dem gesundheitlichen Zustand und die Beschreibung der Eltern wird vom Pflegepersonal bestätigt: Es gehe dem Ende zu.

Die Klientin erlebt sich gerade als sehr konfus, uneindeutig und berichtet, dass sie sich selbst nicht mehr verstehe. Der Kontaktabbruch sei gerechtfertigt gewesen, sie habe diese Zeit mit Hilfe ihrer Therapeutin ganz gut aufgearbeitet, sei in ihrem Entschluss festgeblieben und habe sich dabei auch ganz gut gefühlt. Die Ankündigung des nahen Todes ihrer Eltern habe jetzt unvorhergesehene Turbulenzen in ihr ausgelöst. Diese Ambivalenz (sie glaubt, die Eltern bereits verabschiedet zu haben und spürt jetzt einen Drang, doch noch einmal in den Kontakt zu gehen) sei kräftezehrend, und sie erhoffe sich hier eine Lösung.

Wir arbeiten auf verschiedenen Ebenen: zum einen geht es um

- die Annahme der Ambivalenzen (Wertschätzung der unterschiedlichen Gefühle, Verständnis dafür, dass man sich und seine Haltung zur Welt im Laufe der Zeit verändert);
- die Befürchtungen/Besorgnisse, wenn sie Kontakt aufnähme (möglicherweise nicht mehr die Kontrolle über die Begegnung zu haben,

möglicher »Gesichtsverlust« durch Nachgeben, Erlaubnis zu Ausnahmen und Abweichungen von Glaubenssätzen);
- Überlegungen, wie sie ihren Eltern gegenübertreten und sicher sein könnte, dass sie nicht wieder in alte Muster fiele (nicht als Tochter zu den Eltern gehen, sondern in ihrem Arztkittel - wenn nötig mit Stethoskop in der Kitteltasche -, einem Outfit, in dem sie sich sicher und handlungsfähig erlebe, also professionell mit Menschen und Situationen umgehe);
- Vorausplanung bzw. mögliche Szenarien der Begegnung (die noch anstehende Begegnung aus verschiedenen Blickwinkeln sehen: Posse, Drama, Kitschroman, Kurzgeschichte ...).

Zum anderen schauen wir auf die Leitsätze der Familie bzw. der Eltern und welche sie von ihren Eltern annehmen könnte und welche nicht (siehe Abbildung 10).

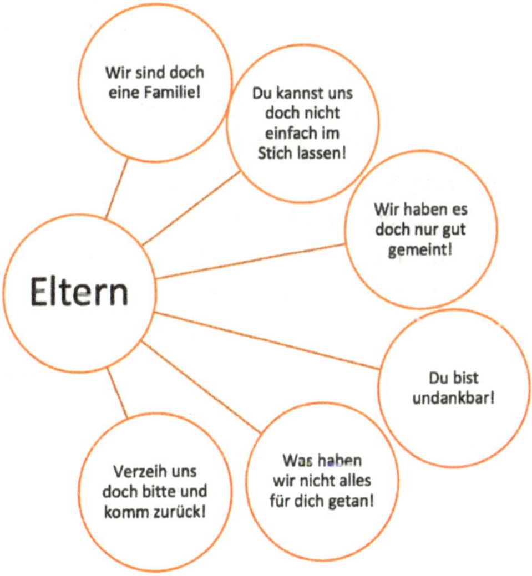
Eltern
Wir sind doch eine Familie!
Du kannst uns doch nicht einfach im Stich lassen!
Wir haben es doch nur gut gemeint!
Du bist undankbar!
Was haben wir nicht alles für dich getan!
Verzeih uns doch bitte und komm zurück!

Abbildung 10: Leitsätze der Familie bzw. der Eltern

Sie denkt über die verschiedenen Leitsätze nach und entscheidet sich für die Annahme einer »Entschuldigung« und für die Ablehnung der Schuldzuweisungen sowie Modifikationen der Sätze »Wir sind doch eine

Familie« und »Wir haben es doch nur gut gemeint« in: »Wir sind doch eine Familie und ich habe mir euch nicht ausgesucht« und »Wir haben es doch nur gut gemeint und sind im Nachhinein klüger«.

Ich bekomme von ihr die Nachricht, dass sie ihre Eltern noch einmal aufgesucht und sie als sehr fremd erlebt habe, was für ihre emotionalen Befindlichkeit sehr hilfreich gewesen sei. Sie seien nun verstorben und sie sei froh, dass sie einen Abschluss habe machen können. Inzwischen sei ihr innerer Frieden wieder eingekehrt.

Die Schwierigkeit in der Entscheidung, ob man den Kontaktwünschen der alten Eltern nachgibt, liegt in deren Endlichkeit. Und damit herrscht auch ein gewisser Zeitdruck. Natürlich gibt es auch Rituale, die Eltern posthum zu verabschieden, der Abschied im Leben ist dann aber nicht mehr möglich.

Die wichtigsten Fragen für die erwachsenen Kinder sind dann vielleicht nicht: »Kann ich verzeihen?« oder »Was verliere ich, wenn ich nachgebe/nicht nachgebe« etc., sondern eher: »Wie will ich sein? Wenn ich auf mich achte, meine Werte, meine Bedürfnisse, meinen Selbstentwurf in den Blick nehme, wird es vielleicht nebensächlicher, möglicherweise das Gesicht zu verlieren oder das Gefühl zu haben, schon wieder nachgegeben zu haben. Es geht um meinen inneren Frieden und mein Einverständnis mit meinen Handlungen.«

Für alte Eltern, die nicht mehr über die Vergangenheit reflektieren, sondern sich verabschieden wollen, stellen sich andere Fragen: »Wie kann ich meinen inneren Frieden finden?«, »Was kann ich an meinem Leben akzeptieren, vielleicht im Rückblick besser verstehen?« und nachfolgend dann auch: »Was möchte ich meinen Kindern hinterlassen?«.

Teil 3: Ausführliche Falldarstellungen

Fallbeispiel 1: Herr Schwarz und die verlorene Tochter

Die 16-jährige Tochter hat nach einer hochstrittigen Trennung der Eltern den Kontakt zum Vater abgebrochen. Sie lebt bei der Mutter, die den Ehemann für das »Scheitern der Beziehung« verantwortlich macht. Ein angestrebtes alleiniges Sorgerecht für die Mutter ist vom Familiengericht abgelehnt worden. Die Tochter kann jedes zweite Wochenende beim Vater verbringen und gemeinsam mit ihm zwei Ferienwochen verbringen.

Der Vater lebt in einer neuen Beziehung und hat dadurch einen »Stiefsohn« bekommen, der im gemeinsamen Haushalt lebt.

Die Tochter kam eher sporadisch, mit der Zeit immer weniger, wiederholte ihrem Vater gegenüber die Vorwürfe der Mutter und teilte ihm schließlich mit, dass sie die »Besuche« bei ihm einstellen möchte.

Der Vater erlebt diesen Abbruch als so belastend, dass er nicht mehr arbeiten kann. Die Kontaktaufnahme zu mir erfolgt acht Wochen danach. Das erlebte Leid beschreibt er so dramatisch, dass er inzwischen den Sinn seines Lebens bezweifelt.

Von den Fakten her und aus unbeteiligter Position heraus betrachtet, könnte dieses Leid als befremdlich oder übertrieben gewertet werden: Die Tochter ist in der Pubertät, sie passt sich ihrem Lebenskontext (Alltagsleben im mütterlichen Haushalt) an, in dem sie »überleben« möchte, und übernimmt vielleicht die Position der Mutter, um nicht kämpfen zu müssen. Und das Leben besteht für den Vater aus mehr als einem »Vaterdasein«. Der Lebenskontext ist durchaus bequem, und es gäbe vieles, das ebenfalls wertgeschätzt werden könnte.

Für den Vater ist (allen möglichen Erklärungen zum Trotz) aber das Leid groß und bestimmt einen Großteil seines momentanen Lebens.

In den Gesprächen mit ihm wird immer wieder deutlich, dass er diese Leidinsel braucht. Und nur unter der (stillschweigenden) Bedingung, dass er immer wieder darauf Platz nehmen kann, lässt er sich auf Gespräche ein.

Dass er mehr ist als nur Vater (nämlich Individuum, Ehemann, Freund, Nachbar, Kollege, selbst Sohn, Bruder etc.), kann er erst dann annehmen, wenn die Leidinsel »gesichert« ist: Wir sprechen über beschwerdefreie Kontexte, die dazu dienen könnten, das Leid besser aushalten zu können. Es geht nicht um »Linderung«, sondern um Situationen, Menschen, Kontexte, in und bei denen das Leid nicht so sehr im Vordergrund steht, sondern die Kraft geben, sodass die (unvermeidlichen) Leidmomente besser ausgehalten werden können.

In unserer gemeinsamen Arbeit arbeitet Herr Schwarz seine verschiedenen Rollen heraus (siehe Abbildung 11).

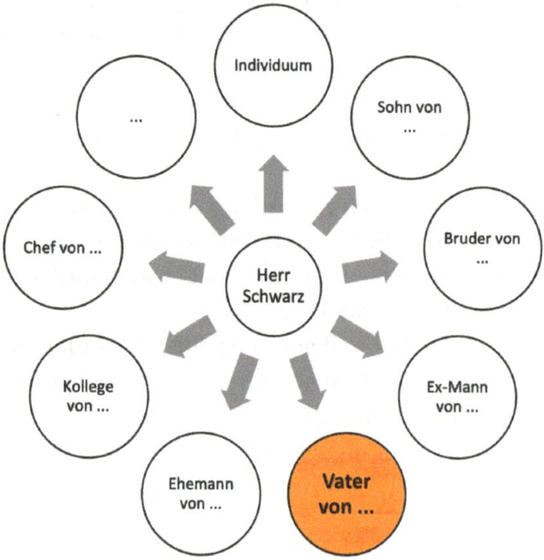

Abbildung 11: Rollenvielfalt von Herrn Schwarz

In seiner Leiderfahrung lässt Herr Schwarz es zu, dass der Schmerz über den Kontaktabbruch der Tochter dominant wird. Dazu arbeiten wir mit verschiedenen Hypothesen:

- Möglicherweise gibt es familiengeschichtlich unbewusste und von daher nicht bearbeitete Verluste, vielleicht verdrängte Verluste, die sich jetzt in der Symptomatik zeigen.
- Möglicherweise überträgt Herr Schwarz den Schmerz über die hochstrittige Trennung von seiner Frau auf seine Tochter.
- Möglicherweise liegt eine narzisstische Kränkung vor. Die Ablehnung der Tochter wäre gleichbedeutend mit dem Verlust des Selbstwertes des Vaters bzw. der Vernichtung seines Selbst.
- Möglicherweise ist die Größe des Leids sinnstiftend für sein Leben, seinen Wert. In einer Zeit möglicher Sinnlosigkeit (Midlife-Crisis) könnte er sich mit diesem Leid »erden«, vielleicht besser spüren.

Abbildung 12 könnte sein Erleben illustrieren: Der Kontaktabbruch hat einen überwältigenden Einfluss auf sein gesamtes Leben.

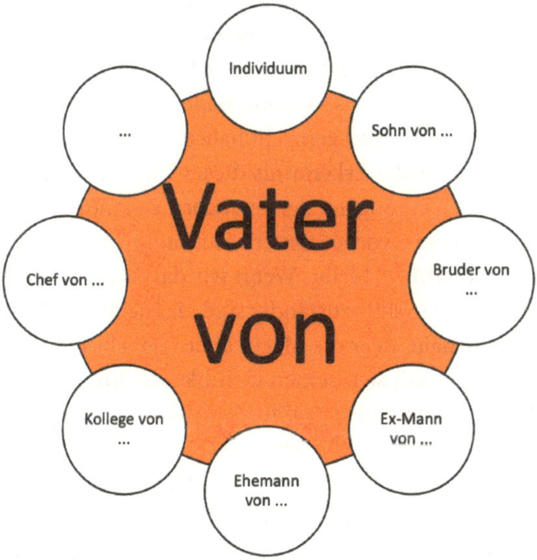

Abbildung 12: Erleben von dominanter Rolle durch den Kontaktabbruch

Diesem Bild stimmt der Klient hinsichtlich seines Erlebens zu, und wir untersuchen die einzelnen Lebensbereiche genauer. Durch die folgenden Skalierungen (vgl. Abbildung 13) bekommt er ein gutes

Gefühl für Abstufungen und kann zwischen Soll- und Ist-Zuständen unterscheiden (Wie groß erleben Sie den Einfluss jetzt? Wie groß bzw. klein soll er einmal werden?).

Mit *Unterschiedsfragen* (wann mehr, wann weniger Einfluss etc.) kommt eine größere Dynamik ins Spiel – er erlebt *Unterschiede, die einen Unterschied machen* (siehe dazu auch Kapitel »Verlassen und Verlassenwerden: Der systemische Blick auf Familien mit Kontaktabbrüchen«).

Diese Terminologie geht auf Bateson (1985, S. 582) zurück und ist von besonderer Bedeutung für die systemische Arbeit, da wir dort nicht unbedingt nach »Fakten« fragen, sondern nach Erlebensweisen, Erklärungsmodellen zu bestimmten Erscheinungsweisen, Interpretationen und Bewertungen verschiedenster Situationen. Und je nachdem, aus welchem Blickwinkel ich eine Situation anschaue, wird sich ein unterschiedliches Erklärungsmodell anbieten. (In dem vorgestellten Fall stellt sich natürlich die Frage, wofür es sinnvoll sein kann, der Tochter einen solchen Einfluss zu gestatten: Was kann dann unbeachtet bleiben, welche Themen kommen nicht in die Diskussion? etc.)

Für Klienten und uns ist das von Bedeutung, da wir – wenn wir einmal einen Unterschied gemacht haben – nicht mehr so tun können, als hätten wir die Erkenntnis dieses Unterschieds nie gehabt. Wir können sie verdrängen oder versuchen zu ignorieren, doch wir kommen nie in den »vorbewussten« Zustand zurück. Die Wirkweise dieses Unterschieds bleibt. Wenn wir davon ausgehen, dass wir selbst für unsere Gefühle zuständig sind, das heißt den Umgang mit ihnen, dann behalten wir die Macht über uns selbst.

Herr Schwarz sah sich seinen Gefühlen hilflos ausgeliefert und bewährte Copingstrategien standen ihm nicht zur Verfügung. Auch in einem Bearbeitungsbogen (»Wie sehr erlaube ich es meiner Tochter, Einfluss auf meine verschiedenen Lebenskontexte zu nehmen?«, »Wo würde ich eine Grenze ziehen?«, »Was wäre noch tragbar?«, »Was könnte ich tun, um mir meine Autonomie in den verschiedenen Kontexten zurückzuholen?« …) ist die Arbeit heikel: Wir brauchen eine »Arbeitsatmosphäre«, in der viele möglichen Überlegungen – unabhängig von ihrem Zutreffen – erlaubt sein sollten. Die bildliche Darstellung (siehe Abbildung 13) unterstreicht die Bedeutung, die Herr Schwarz dem Verhalten seiner Tochter gibt.

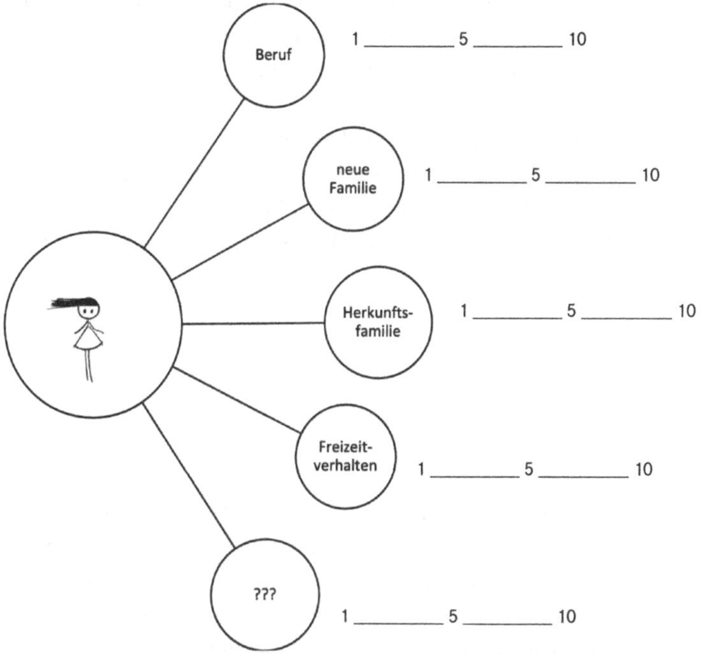

Abbildung 13: Skalierbarer Einflussbereich der Tochter auf die Lebensbereiche von Herrn Schwarz

Ein Ziel ist es natürlich, die Selbstwirksamkeitsüberzeugung des Klienten wiederherzustellen, ihm seine eigene Gestaltungsmacht wieder zugänglich zu machen, ohne dass sein Leid bagatellisiert oder infantilisiert wird.

Durch das differenzierte Hinschauen auf die verschiedenen Einflüsse, die er der Tochter auf ihn einräumt – also die Macht über ihn, die er zulässt –, kommt es zu einem regelrechten Erschrecken bei dem Klienten. Dieses Erschrecken konkurriert dann mit der Größe des Leids – und setzt ihm in gewisser Weise als solches schon etwas entgegen:

- Je größer das Erschrecken, desto größer die Wahrscheinlichkeit des Willens, den Einfluss zu begrenzen (Wiedererlangung der Selbstwirksamkeit).

- Je größer das Erschrecken, desto größer wird die Bedeutung des Leids. Mit der Begrenzung des Einflusses aufgrund des Erschreckens nimmt die Bedeutung des Leids ab.

Es geht also darum, dem Leid die (immense) Bedeutung zu erhalten und gleichzeitig wieder in anderen Lebensbereichen selbsttätig werden zu können. Das ist für Herrn Schwarz ein »guter Ausweg«: Er kommt wieder in seine Selbstwirksamkeit in verschiedenen Lebensbereichen, kann den fehlenden Kontakt zu seiner Tochter betrauern und erlebt keinen »Gesichtsverlust«, da er sich selbsttätig wieder den anderen Lebenskontexten zuwenden kann.

Fallbeispiel 2: Familie Kern: Drei Schritte vorwärts – zwei Schritte zurück

Eine 26-jährige Tochter bricht den Kontakt zu ihren Eltern, ihrem Bruder und ihren Großeltern ab. Die Vorwürfe sind unklar und immens (»Ihr habt mein Leben zerstören wollen«, »Ihr wart nie für mich da«, »Geht endlich in euch und bedenkt, was ihr mir angetan habt«). Die Eltern nehmen Kontakt zu mir auf, und wir schauen auf die »Knoten« in der Familiengeschichte. Die Tochter schreibt ab und an ein paar Mitteilungen (auf Unterhalt bezogen, rechtliche Klärungen) an den Vater, die Mutter bleibt außen vor.

Im Verlauf der Gespräche bearbeiten wir mögliche Spaltungstendenzen der Tochter (Kontakt zum Vater – wenn auch seltener, keinen zur Mutter), Erinnerungen an die heranwachsende Tochter, mögliche Stolpersteine und die Macht der unterschiedlichen Wirklichkeitskonstruktionen.

An dieser Stelle lohnt sich ein Hinweis: Wenn erwachsene Kinder gehen, kann es sehr leicht geschehen, dass die Elternteile in ihrer inneren Unruhe (»Mein Gott, was haben wir denn getan? Ich bin mir keiner Schuld bewusst«) leicht eingeladen werden können, die Verantwortung beim anderen zu sehen (»Du warst doch schon immer so streng! Wie oft habe ich dir das gesagt …«). Das ist die Phase, wo wir auf die Paar- und Elternbeziehung schauen können, auf einen (oder keinen) gemeinsamen Erziehungsauftrag, die Alltagsgestaltung der Eltern und des Paares.

Das alles ist in diesem Fall gut erkennbar, die Spannungen zwischen beiden Elternteilen bzw. dem Paar sind offensichtlich, es gibt eine neue Paar- bzw. Elternentwicklung.

Wir überlegen eine Strategie, die Tochter anzusprechen. Die Eltern antworten auf eine (seltene) Mail ihrer Tochter und berichten ihr, dass sie gemeinsam zu einer Familientherapeutin Kontakt aufgenommen hätten und sie dadurch gerade dynamische Zeiten durchlebten. Einiges sei sehr schmerzhaft, einiges hilfreich. Die Tochter antwortet, dass sie dieses Vorgehen für überfällig halte, und hoffe, dass ihnen dort ordentlich der Kopf gewaschen werde.

Es gibt über einen längeren Zeitraum immer mal wieder kurze (Antwort-)Mails von ihr, manchmal voller Schuldzuweisungen, manchmal verständiger. Die Eltern antworten auf die diffusen Schuldzuweisungen freundlich und ablehnend, manchmal mit dem Hinweis auf unterschiedliche Erinnerungen und Bewertungen.

Der Ton wird im Verlauf etwas ruhiger, und der Wunsch der Eltern nach einem gemeinsamen Treffen kann »unbestraft« bzw. ohne ein vorhergehendes »mea culpa« formuliert werden. Sie bitten ihre Tochter per Mail um ein gemeinsames Treffen in meiner Begleitung und an einem neutralen Ort.

Das alles zieht sich eine Zeitlang aus berechtigten Gründen (Schritte nach vorn, Rückschläge und wieder Schritte vorwärts) hin, es gibt klare Absprachen (Ort, zeitlicher Rahmen, beteiligte Personen) und Absicherungen (welche Themen dürfen angeschnitten werden, welche nicht? Jeder hat das Recht, eine Antwort zu verweigern), und dann findet ein Treffen statt.

Hier kann die Arbeit mit dem Gefühlsbogen gute Dienste leisten. Es kommt ein Arbeitsblatt zum Einsatz, das Gefühle statt Informationen abbildbar macht.

> Manchmal gibt es Gefühle, für die wir noch nicht die passenden Worte finden. Vielleicht benennen wir sie aber eines Tages nach den Menschen, die sie in uns hervorgerufen haben.

Für die Eltern ist meist die wichtigste Frage »Warum?«. Warum-Fragen sind jedoch in unserem Zusammenhang selten sinnvoll, da sie den anderen in eine Rechtfertigungsposition drängen und eine klare Antwort oft schwierig ist.

Es ist ja oft eine Unzahl an erlebten Nadelstichen, die – einzeln besehen – keinen Kontaktabbruch rechtfertigen würden. Und dann wird eine Begründung schwierig für die Verlassenden: Es gibt kein schweres Vergehen, das all das verständlich machen könnte. Es gibt Erlebnisse, Gefühle, Interpretationen, die einer »sachlichen Bestandsaufnahme« nicht standhalten können. Damit ist die Argumentation eine Herausforderung – und wenn dann die Erklärungen nicht stichhaltig sind, gibt es »Gesichtsverluste« und das führt wiederum zu Verhärtungen.

Es geht also in dem gemeinsamen Gespräch darum,

- die Sehnsucht nach Kontakt aufzugreifen,
- die »Schwere der Schuld« nicht zu vernachlässigen,
- die Hilflosigkeit im Umgang miteinander als gerechtfertigt zu erklären,
- auf eindeutige Erklärungen, das heißt auf »Logik«, im Moment zu verzichten und – wenn das alles gelingt –
- möglicherweise eine gegenwärtige Beziehung herzustellen.

In dem gemeinsamen Gespräch glückt es, eine Beziehung herzustellen. Die Eltern sind zufrieden, ihre Tochter wohlauf zu sehen. Die Tochter ist zufrieden, dass sie nichts rechtfertigen muss. Beide Seiten stecken (bewusst) zurück und vereinbaren einen neuen Termin (Geburtstag der Mutter bzw. Großmutter).

Das Arbeitsblatt »Gefühle«, das ich jedem zum stillen Ausfüllen anbiete und das auch akzeptiert wird, ist so unpräzise und offen (siehe Tabelle 9), dass alle Beteiligten damit gut umgehen können.

Tabelle 9: Arbeitsblatt »Gefühle« blanko

Auslösende Personen	Beschreibung	Mögliches Symbol
Mutter		
Vater		
Tochter		
Bruder		
Großmutter		
Großvater		
...		

Es gibt bei den Eintragungen keine direkten Schuldzuweisungen, sondern nur subjektive Erlebnisse. Tabelle 10 gibt den »Gefühlsbogen« der Tochter wieder.

Tabelle 10: Arbeitsblatt »Gefühle« der Tochter

Auslösende Personen	Beschreibung	Mögliches Symbol
Mutter	Ich habe mich immer so ausgeliefert gefühlt. Ich wollte deine Liebe und hatte das Gefühl, dass ich sie mir erkämpfen musste. Irgendwann war ich müde und erschöpft.	Messlatte (»Es war hoffnungslos: Ich kam sowieso nie dran.«)
Vater	Ich habe deine Liebe gespürt und den Eindruck gehabt, dass du sie mir immer nur dann zeigen konntest, wenn wir allein waren. Sobald Mama dazukam, wurdest du neutral, und ich war wieder allein.	Herz mit Rissen (»Ich war immer nur sicher, wenn wir allein waren.«)

Auslösende Personen	Beschreibung	Mögliches Symbol
(Halb-)Bruder	Du warst mein großer Bruder und ich habe zu dir aufgeschaut. Als es für mich schwierig wurde, bist du zu unserer (gemeinsamen) Mutter gegangen, von der ich mich nicht wirklich angenommen fühlte.	schützende Hand, die in Kippbewegungen sich in eine Faust verwandeln kann (»Ich habe dich auch nie fest hinter mir stehen gefühlt.«)
Großmutter	Du warst die Leichteste im Umgang. Ich konnte so sein, wie ich war, und du hast mich so angenommen. Vielleicht, weil ich dein erstes Enkelkind war und du dich nur gefreut hast über mich.	ein großes rotes (unverwundbares) Herz
Großvater	Ich habe dich nicht mehr wirklich kennengelernt, weil du so früh gestorben bist. Wahrscheinlich hast du mich auch geliebt.	Baum (»Ich weiß aus Erzählungen von Omi, dass du ihr eine starke Stütze warst.«)

Fallbeispiel 3: Eheleute Weiß – wenn Schweigen zu laut wird

Eine 34-jährige Tochter mit eigenen Kindern bricht den Kontakt zum Vater ab, behält den zur Mutter aber bei. Das Paar spricht nicht gemeinsam über den Kontaktabbruch. Die Mutter sieht ihre Tochter ab und an (auch dort wird der Abbruch nicht thematisiert). Zu Hause möchte der Vater alles über Kind und Enkel erfahren (und fühlt sich abhängig von den Informationen seiner Frau). Seine Ehefrau weiß nicht immer wirklich etwas zu berichten, da Mutter und Tochter sich meist nur über Alltäglichkeiten unterhalten. Die Ehefrau glaubt, bei ihrem Mann solche Gedanken zu lesen: »Da verschweigt sie mir etwas. Warum nur?« Die vermutete Unterstellung wird aber nicht geklärt, sondern bleibt Vermutung, die die Ehefrau einlädt, weiter in diese Richtung zu denken und nach »Beweisen« zu suchen. Der Ehemann sieht ebenfalls in Gedanken seine Frau und vermutet, dass sie gerade überlegt, was sie erzählen will und was nicht. Auch das wird nicht thematisiert. (Es entstehen Watzlawick'sche Denkschleifen in Reinform!) Kränkungen und Rückzüge bei beiden sind die Folge.

Hier bietet sich die gemeinsame Arbeit mit dem *»Familienhaus«* an (siehe Abbildung 14 und ausführliche Darstellung im »Anhang: Materialien«: »Familienhaus mit Herkunftsfamilien«), die in diesem kleinen Exkurs dargestellt wird:

Im Familienhaus finden sich mehrere Geschosse, die stellvertretend für die jeweiligen Rollen sind, die die Beteiligten haben. Im Dachgeschoss ist mein Individualzimmer, im Paarzimmer bin ich Partner bzw. Partnerin, im Elternzimmer Vater oder Mutter. In jedem Zimmer gibt es gewisse Entwicklungsherausforderungen und ebenso Abgrenzungen zu den anderen Zimmern. Die Stellvertreterfiguren (z.B. Mensch-ärgere-dich-nicht-Figürchen) werden immer wieder in die einzelnen Zimmer gestellt, von denen aus sie sprechen. Das erfordert viel Aufmerksamkeit, um mit den verschiedenen Rollen achtsam umzugehen. Wenn die räumlichen Gegebenheiten es zulassen, kann dieses Familienhaus auf dem Boden ausgelegt werden, sodass die Beteiligten sich in die verschiedenen Zimmer bewegen können.

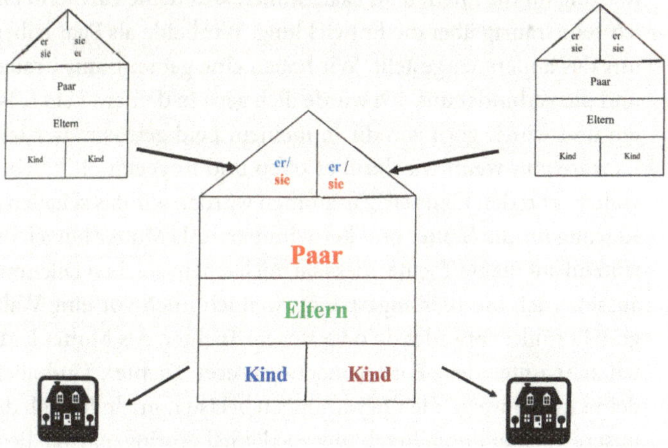

Abbildung 14: Das Familienhaus

Mit dem Familienhaus können gut Sortierungen vorgenommen werden, etwa bei der Trennung von Paar- und Elternzimmer (vgl. auch Kapitel »Familien bei Kontaktabbrüchen begleiten: Grundlegende Szenarien« den Abschnitt »Die Arbeit mit verlassenen Eltern«).

Sinngemäß äußerten in unserem Fall die Beteiligten sich folgendermaßen:

- Frau Weiß in ihrem Individualzimmer/Paarzimmer: »Ich als Mutter habe Kontakt [er wird mir gewährt], dir als Vater wird der Kontakt verweigert. Mir geht es nicht gut damit und dir auch nicht. Du denkst, ich bin die ›Gewinnerin‹ und du bist der ›Verlierer‹, und ich fühle mich zwischen allen Stühlen. Mit dir kann ich nicht über meine Gefühle sprechen und mit meiner Tochter auch nicht. Ich bin hier angespannt und dort auch. Du willst von mir wissen, was ich von unserer Tochter erfahren habe [wie es ihr geht, was sie macht, wie sich die Enkelkinder entwickeln …], und ich habe die Weisung bekommen, nichts zu erzählen. Was immer ich tue – es ist Verrat an einer der beiden Seiten.«
- Herr Weiß in seinem Individualzimmer/Paarzimmer: »Mir als Vater wird der Kontakt verwehrt, ich bin auf deine Informationen angewiesen [Abhängigkeit in der symmetrischen Beziehung], wenn ich etwas über unsere gemeinsame Tochter erfahren möchte. Du hast die Informationen und ich bin der ›Bittsteller‹.«
- Klärung für die Ehefrau im Paarzimmer: »Als deine Partnerin bin ich sehr traurig über die Entwicklung. Wir beide als Paar haben uns das anders vorgestellt. Wir haben eine gemeinsame Trauer und die verbindet uns. Ich würde dich gern in deinem Leid trösten und würde gern von dir in meinem Leid getröstet werden. Es wäre gut, wenn wir darüber offen und in gegenseitig liebevoller Art reden könnten. Zusammen würden wir das schaffen.«
- Klärung für die Mutter im Elternzimmer: »Als Mutter bin ich oft wütend auf meine Tochter, dass sie mich einem solchen Dilemma aussetzt. Ich bin hier angespannt, weil ich mich vor eine Wahl gestellt fühle: entweder du oder unsere Tochter. Als Mutter leide ich sehr unter den ›Forderungen‹ unserer Tochter. Und auch deine stillschweigenden Erwartungen belasten mich: Ich soll dir unsere Tochter durch Erzählung wieder näherbringen. Und diese anscheinende Unvereinbarkeit zerreißt mich. Ich möchte dir gern

als Mutter sagen, dass ich froh bin, dass einer von uns den Kontakt hält, und dass ich nicht froh bin, dass ich es bin.«

- Klärung für den Ehemann im Paarzimmer: »Als dein Partner wünschte ich, dass ich nicht immer fragen müsste, ich fühle mich dann klein. Mir tut es weh, dass unsere Tochter zu mir den Kontakt abgebrochen hat, und ich muss gut aufpassen, dass ich dir nicht neide, dass du sie siehst. Das setzt mich einem Zwiespalt aus: Ich bin froh zu hören, dass es ihr gut geht, und ich frage mich, warum ich allein verantwortlich gemacht werde. Ich wünsche mir, dass du mich in meinem Kummer annimmst.
- Klärung für den Ehemann zwischen Eltern- und Kinderzimmer: Ich stehe hier vor der verschlossenen Tür des Kinderzimmers und würde gern eintreten können. Für mich gibt es hier [momentan] keinen Zugang. Ich hoffe, dass hinter dieser Tür alles so gut wie möglich läuft, und keine Informationen zu bekommen, macht mich unruhig. Ich bin angewiesen auf die Erzählungen deiner Mutter, die einen [Exklusiv-]Schlüssel für dieses Zimmer hat. Das beruhigt mich und macht mich traurig. Als wir dieses Elternzimmer eingerichtet hatten, waren wir zu zweit.
- Mutter zwischen Eltern- und Kinderzimmer an die Tochter: »Ich erzähle dir gern von unserem letzten Urlaub. Papa und ich ... [Erlebnisse folgen].« Die Tochter unterbricht ihre Mutter mit der Mitteilung, dass sie nichts von ihm hören möchte. Mutter: »Schade, ich hätte dir gern von unseren Erlebnissen erzählt. Wenn du das nicht hören möchtest, ist es auch okay.« Tochter: »Du kannst mir gern von dir berichten.« Mutter: »Es war ein gemeinsamer Urlaub und ich kann und will deinen Vater bzw. meinen Ehemann nicht aus etwas herausstreichen, was für mich so schön war.«

In dieser gemeinsamen Arbeit mit dem Familienhaus passiert es durchaus öfter, dass verborgene Paarkonflikte aufbrechen. Wenn es sie nicht gäbe, würde es den Abbrechenden wahrscheinlich auch nicht so schnell gelingen, die Eltern zu spalten.

In diesem Fall zeigt das geschlossenere Auftreten der Eltern Wirkung: Die Tochter entwickelt mehr Respekt vor der Haltung der Mutter, und die Mutter zeigt deutlicher die Grenzen auf, wo ihre Tochter nichts zu suchen hat, und verteidigt sie selbstverständlicher. Der Ehemann kann offener über diese (momentane?) Nichtbeziehung zu der gemeinsamen Tochter sprechen und sieht sich verstanden – die Hierarchie ist wieder geradegerückt. Noch ist der Kontakt des Vaters zur Tochter unterbrochen, aber das Paarzimmer ist wieder gut eingerichtet.

Fallbeispiel 4: Mutter und Tochter Hofmann – unterwegs im »Zwei-Welten-System«

Beim »Zwei-Welten-System« geht es um die unterschiedliche Deutung bzw. Bewertung von Ereignissen, Handlungen in der Vergangenheit. Klärungsbedarf, Leiden an der Beziehung, Interpretationen von Gesagtem und Gezeigtem, vorherrschende Gefühle werden sehr unterschiedlich betrachtet. Es scheinen sich zwei Welten aufzutun, die zeitlich zwar zusammenpassen, inhaltlich aber weit auseinanderdriften.

In diesem Fall ging es in erster Linie um den »Klärungsbedarf«. Ich bat die Mutter, ihre Tochter um Erlaubnis zu bitten, mir deren Mailadresse zur Verfügung zu stellen, damit ich sie kontaktieren könne. Aufgrund der sehr häufig erlebten Grenzverletzungen bzw. -überschreitungen ist es wirklich wichtig, dem Abwesenden die (indirekte) Information zu geben, dass ich als Beraterin diese Grenzen selbstverständlich einhalte.

Beide Seiten werden eingeladen, auf die »Knoten« in der Beziehung zu schauen. Wo wäre im Rückblick vielleicht etwas erkennbar, das einen Unterschied für die Beziehung ausgemacht hat?

Die Tochter willigt ein und ich schicke erst einmal den Bearbeitungsbogen »Knoten in der Beziehung« (siehe Tabelle 11) an beide.

Tabelle 11: Bearbeitungsbogen »Knoten in der Beziehung« (Beispiel)

Signifikante Ereignisse/ Situation	Wie hat die andere/ der andere reagiert?	Wie habe ich diese Reaktion erlebt?	Was hätte ich mir stattdessen gewünscht?	Wie hätte ich das vielleicht dem Gegenüber klarmachen können?
(Tochter:) Ich wollte den Führerschein machen.	Meine Mutter sagte, dass sie es als zu früh empfinde.	Ich glaube, sie traut mir nicht so viel zu.	Eine Antwort wie: »Ja, lass uns mal schauen, was da möglich ist.«	Ich hätte den Mut gebraucht, ihr das auch wirklich sagen zu können.

Die Tochter nutzt die Situation, sich Luft zu verschaffen, und es gibt eine lange Liste von Vorwürfen, Situationen, in denen die Mutter total falsch und nur auf sich bezogen reagiert hätte, statt auf ihre Tochter zu schauen. Die Schuldzuweisungen sind ausgiebig und detailliert beschrieben.

Im weiteren Verlauf zeigen sich die unterschiedlichen Interpretationen der verschiedenen Situationen bzw. Ereignisse (siehe Tabelle 12). Das alles weist auf dahinterliegende, nicht ausreichend befriedigte Bedürfnisse hin: Die Mutter wünscht sich Dankbarkeit und Wertschätzung, die Tochter wünscht sich ein »mea culpa« der Mutter.

Tabelle 12: Paralleler Themenkatalog Mutter und Tochter

Signifikante Ereignisse/Situationen	Mutter	Tochter
Tochter kommt mit einer körperlichen Behinderung auf die Welt, die aber operabel und therapierbar ist.	Ich habe dir zu meinen Lasten die bestmöglichen medizinischen Versorgungen ermöglicht. Dein Leiden stand immer im Mittelpunkt und hat unser Leben dominiert. Ich habe viel zurückgesteckt.	Du hast nie auf mich gesehen, sondern nur auf meine Körperbehinderung. Wie es mir seelisch während dieser jahrelangen Behandlungen ging, hat dich nie interessiert. Du hast mich nie gefragt, ob ich diese Behandlungen auch durchführen möchte. Du hast über mich bestimmt.
Unterstützung bei den Hobbys der Tochter	Ich habe dich immer zu allen Veranstaltungen und Wettbewerben gefahren. Du bist aber nie unter den ersten drei gewesen und manchmal sogar die Schlechteste.	Ich hatte so viele Talente und Träume. Du hast mich nie bei meinen Vorhaben unterstützt, sondern mich immer nur entmutigt.
Schulsemester der Tochter in Neuseeland	Ich habe dich bei deinem Vorhaben voll unterstützt und hatte Bedenken, dass, wenn du länger bleibst, du hier den Anschluss an die Schule verpasst.	Ich wollte so gern mein Schulsemester in Neuseeland (6 Monate) noch einmal um 6 Monate verlängern. Nach dem Ende des halben Jahres hast du darauf bestanden, dass ich zurückkomme.
		Eine solche Chance habe ich nie wieder bekommen.
Urlaubspläne der Tochter für Marokko (allein im Auto durch das Land reisen)	Es ist viel zu gefährlich, allein durch ein solches Land zu fahren. Das ist bodenloser Leichtsinn.	Ich hatte großartige Pläne für meinen Urlaub und hatte alles sehr gut und vorausschauend vorbereitet.

Es braucht oft sehr viel Zeit, diese inneren Verletzungen zu »bepflastern« (von »Heilung« kann hier noch nicht die Rede sein).

Wenn Mutter und Tochter es schaffen, sich jeweils auf die Altersstufe der Interpretation von Erlebnissen des Gegenübers einzulassen bzw. sich einzufühlen, kann ein Austausch erfolgen. Das setzt aber ein relativ stabiles Selbstwertgefühl voraus, das durch den jeweils anderen sehr angegriffen wurde. Ebenfalls von Bedeutung ist die Fähigkeit zu einem »realistischen« Rückblick:

Solange die Tochter das »Opfer« bleiben muss, um ihre »Nichtkarriere« schmerzfreier verarbeiten zu können (die Mutter ist schuld), wird sie Aspekte wie »nicht ausreichende Talente« nicht einsehen wollen. Die Sehnsucht nach einer verwirklichten Karriere nach ihren Vorstellungen konkurriert mit der Sehnsucht nach einem ausgewogenen Verhältnis zur Mutter.

Für die Mutter wird es ebenfalls schwierig, wenn sie (noch) nicht in der Lage ist, ihre damalige Situation näher zu beleuchten. Natürlich hat sie alles für ihr Kind getan, vielleicht hat die Beschäftigung mit ihrer Tochter aber auch die bröckelnde Beziehung zum Ehemann überdeckt. Und mit der hohen Konzentration auf ihre Tochter brauchte sie sich nicht um die Paarbeziehung zu kümmern.

Im beraterischen Rahmen ergeben sich aus dieser Beispielkonstellation folgende mögliche Fragen an die Mutter:

- »Was war gut daran, dass Sie Ihre volle Konzentration auf die medizinische Versorgung ihrer Tochter richten konnten? Um welche Aspekte in Ihrem Leben brauchten Sie sich zu der Zeit nicht zu kümmern?«
- »Worauf hätten Sie sich mehr konzentriert, wenn der Geburtsfehler Ihrer Tochter nicht so behandlungsintensiv gewesen wäre?«
- »Von wem hätten Sie Anerkennung für Ihre Leistungen bekommen können?«
- »Was wäre für Sie wichtig gewesen, wenn Ihre Tochter ohne Geburtsfehler auf die Welt gekommen wäre? Womit hätten Sie sich dann hauptsächlich beschäftigt?«

Mögliche Fragen an die Tochter:

- »Wie hätten Sie reagiert, wenn Ihre Mutter Sie wunschgemäß gefördert und ermutigt, Sie zu allen Castings gefahren hätte und

Ihnen aber von der Jury eine Ablehnung beschieden worden wäre?«

- »Wenn Sie eine Tochter zur Welt gebracht hätten mit Ihrem Geburtsfehler, was hätten Sie anders als Ihre Mutter gemacht?«
- »Wie würden Sie als eine Mutter die natürliche Besorgnis um Ihre Tochter ausdrücken? Welche Ängste würden Sie äußern, welche nicht? Und wie könnten Sie sich selbst beruhigen in Ihren Ängsten?«
- »Wenn Sie wählen müssten zwischen unkritischer Anerkennung und brutaler Offenheit (einen Zwischenbereich gäbe es nicht) in den Rückmeldungen zu Ihren Leistungen, wofür würden Sie sich entscheiden und aus welchen Gründen?«

Solche Fragen können »vermintes Gelände« sein. Ein kleiner Schritt daneben und es explodiert. Von daher ist es oft gut, anzukündigen, dass mir da »ein paar wirklich provokativ anmutende« Fragen durch den Kopf gehen, und mir die Erlaubnis abzuholen, sie stellen zu dürfen.

Fallbeispiel 5: Eheleute Schneider – Überbehütung trifft auf Gleichgültigkeit

Andauernde Verletzung, Überschreitung und Nichteinhaltung von Grenzen (vgl. Kapitel »Die Frage nach dem Warum: Häufige Gründe für einen Kontaktabbruch«) sind ein häufiger Grund für den Kontaktabbruch. »Ich musste gehen, um ich selbst bleiben zu können«, beschreibt eine verlassende Tochter ihren inneren Zustand. Oft herrscht das Gefühl vor, »aufgesaugt«, »vereinnahmt« zu werden und es gibt nichts Stabiles, was dagegengehalten werden könnte.

Die 30-jährige Mutter eines ein Jahr alten Mädchens bricht zu ihren Eltern schriftlich den Kontakt ab. Die verlassenen Eltern kommen fassungslos und traurig zu einem Gespräch. Ihre Geschichte hört sich sehr normal an: Die Wunschtochter sollte alle Möglichkeiten bekommen, die die Eltern nicht hatten. Sie sollte sich geliebt, gesehen und wertgeschätzt fühlen. Die Eltern wollten Fürsorge für die und Interesse an der Entwicklung der Tochter zeigen. Sie sollte fühlen, dass sie ihnen wichtig ist. Sie sollte behütet, beschützt, gefördert werden, und die Eltern waren stolz darauf, das alles ihrem Kind bieten zu können.

Diese Fürsorglichkeit wurde von der Tochter als etwas sehr »Normales« angesehen: Es gab offene Zimmertüren, keine »Geheimnisse«, ausführliche Befragungen, erbetene und unerbetene Hilfestellungen durch die Eltern. Die Wertevermittlung (»Eine gute Familie ist sehr wichtig, da man dort unverbrüchlichen Zusammenhalt erlebt«) scheint erfolgreich zu sein, auch im Erwachsenenalter bleibt die Bindung zu den Eltern sehr eng. Sie besitzen einen Schlüssel für die Wohnung der Tochter, kommen oft vorbei, erledigen dort Hausarbeiten, kochen, lassen kleine Überraschungen zurück, und die Tochter ist dankbar.

Die Tochter heiratet schließlich und der Schwiegersohn wird mit offenen Armen in den Kreis der Familie aufgenommen. Der Schwiegersohn kommt aus anderen familiären Verhältnissen (wenig bis kein Kontakt, wenig Interesse für ihn, seine Frau und seine Tochter) und glaubt längere Zeit, dass so ein »guter Kontakt« aussähe, was von den Eltern seiner Frau bestätigt wird.

Die Wunschtochter wird geboren und die Großeltern möchten der Wunschenkelin alles das erfolgreich vermitteln, was sie ihrer Tochter (erfolgreich) vermittelt haben, und so schreiten die »Experten« ans Werk: Sie bieten Babysitterdienste an, helfen weiterhin im Haushalt, geben viele kluge Ratschläge und es entsteht der Eindruck einer »Wohngemeinschaft im Mehrgenerationenhaus«. (In der beraterischen Arbeit kann dann gut das »Familienhaus« genutzt werden: Wo stünden dann die Großeltern in Bezug auf die »Kinderzimmer«? Und wer alles darf sich im »Elternzimmer« aufhalten?)

Langsam kommt etwas Sand in das Getriebe: Der Schwiegersohn fühlt sich als Ehemann an die Wand gedrückt, spricht mit seiner Frau darüber, die wiederum Rat bei ihren Eltern einholt. Das führt zu erhöhten Spannungen im Gesamtsystem und der Schwiegersohn sucht eine Eheberatungsstelle mit seiner Frau auf, in der beiden vermittelt wird, sich als Kernfamilie von ihrer Herkunftsfamilie besser abzugrenzen.

Die Tochter nimmt sich das zu Herzen und bittet ihre Eltern, sie nicht ganz so oft zu besuchen. Die Mutter ist zutiefst verletzt und schreibt der Tochter einen Brief, in dem sie ihr vorwirft, sie so nicht erzogen zu haben: Wie könne sie so gedankenlos und egoistisch zu ihren Eltern sein, die stets alles für sie getan hätten. Das sei nicht die Tochter, die sie erzogen hätten! Sie glaubten, dass ihre Tochter unter den unliebsamen Einfluss des Schwiegersohnes geraten sei und die Tochter möge darüber nachdenken, aus welchen Verhältnissen er stamme (wofür er aber natürlich nichts könne). Nichtsdestotrotz würden sie ihn natürlich schätzen, aber was »Familiensinn« bedeute, wisse er wohl nicht.

Die Eltern erwarten eine Entschuldigung, erhalten stattdessen aber eine Nachricht, dass die neue Kernfamilie jetzt etwas für sich sein möchte. Es gibt einen erbitterten Briefwechsel mit vielen gegenseitigen Vorwürfen, der mit einem Kontaktabbruch der Tochter zu den Eltern endet.

Einer der guten Gründe für Kontaktabbruch ist ja die Nichtakzeptanz von Grenzen – wie aber werden Grenzen definiert? Welche Maßstäbe gibt es für »gesunde Grenzen«? Letztendlich kann das nur jeder selbst für sich bestimmen. Ein somatischer Marker für Grenzüberschreitung kann ein Unwohlseingefühl sein: »Hier stimmt etwas nicht.« Was aber, wenn wir nicht gelernt haben, somatische Marker zu beachten? Was passiert, wenn »Überbehütung« auf »Gleichgültigkeit« trifft?

In der gemeinsamen Arbeit mit den Eltern der verlassenden Tochter nutzen wir das Familienhaus mit Stellvertretern (Mensch-

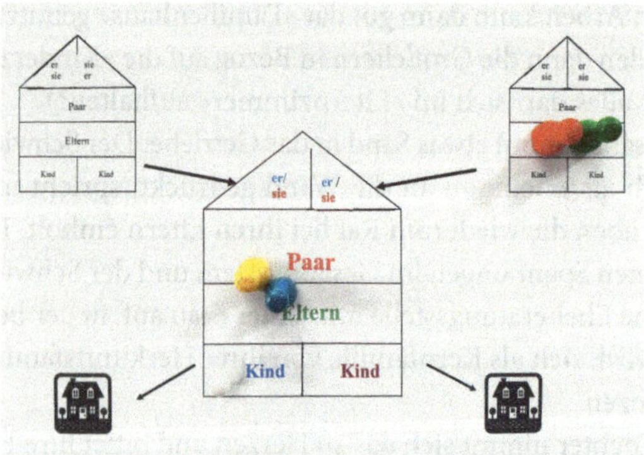

Abbildung 15: Natürliche Ordnung: Ein Elternpaar mit Kleinkind, ein Großelternpaar

ärgere-dich-nicht-Figürchen). Diese Intervention eignet sich gut für »Ordnungsstrukturen« und beim Stellen der Figuren ist oft schon ein Reflexionsakt bei den Beteiligten zu beobachten. Eine »natürliche Ordnung« unter Wahrung der Generationsgrenzen würde wie in Abbildung 15 dargestellt aussehen.

Die Großeltern bewegen sich zwischen ihrem Individual- und Paarzimmer. Das Elternzimmer im Herkunftshaus ist natürlich immer noch da, doch die elterlichen Aufgaben sind soweit erledigt. Das junge Paar bewegt sich zwischen Individual-, Paar- und Elternzimmer. Das Kind ist im Kinderzimmer, der Keimzelle für seine weitere individuelle Entwicklung.

Die Großeltern stellen sich – ohne diese natürliche Ordnung zu kennen – auf einen Blankobogen wie in Abbildung 16 auf:

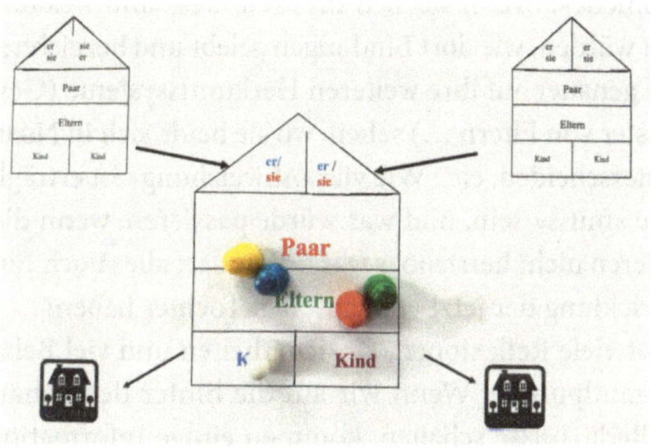

Abbildung 16: Eigene Aufstellung der Großeltern

Da sie ihren Kindern zeigen wollen, wie eine gute Entwicklung für Kinder aussieht, stellen sie sich spontan in das Elternzimmer, das jetzt etwas »überbevölkert« wirkt. Sie lassen die Kraft des Bildes auf sich wirken und die dort dargestellte Enge löst Reaktionen bei beiden aus. Zweifel kommen hoch, Unbehagen entsteht und die jungen Eltern sehen sich still und mit fragender Miene an. Meine Nachfrage, was diese Verunsicherung ausgelöst hat, scheint schwer beantwortbar zu sein: »Irgendwas fühlt sich nicht richtig an.«

Wir gehen in die Gegenwarts- und Vergangenheitsphase (vgl. Kapitel »Wege aus dem Labyrinth: Das Konzept der vier Ebenen«, hier:

Horizont- und Strukturebene): Welches Familienmodell haben die älteren Eltern jeweilig erlebt, was waren wichtige Werte, was musste angenommen, was durfte bezweifelt werden? Wie haben sich die Familien strukturiert? Und was ist ihnen wichtig gewesen für die Bildung einer eigenen Kernfamilie?

Die älteren Eltern, mittlerweile Großeltern, sind beide »Nachkriegskinder« und der Zusammenhalt der Familien hat das »Überleben« gesichert. Fürsorge, Füreinanderdasein, Gehorsam waren wichtige Werte. Man lebte – auch räumlich – eng zusammen, und so war auch das Wissen über die anderen Familienmitglieder immer offensichtlich.

Dass es vielleicht einen Zusammenhalt ohne diese Enge geben könnte, scheint beiden nicht richtig vorstellbar. Wir (die älteren Eltern und ich) arbeiten einige Sitzungen mit dem Schwerpunkt »Unterschiede«: Wenn sie sich im Freundes- und Bekanntenkreis umsehen würden, wie dort Bindungen gelebt und bezeichnet werden, wenn sie genauer auf ihre weiteren Herkunftssysteme (Geschwister, Geschwister von Eltern …) sehen, wo sie beide sich in Nuancen vielleicht unterscheiden, etc.: Wie viel »Abweichung« ist erträglich? Wie viel Nähe »muss« sein, und was würde passieren, wenn diese Nähe vom anderen nicht herstellbar wäre? Wer darf alles noch Einfluss auf die Entwicklung der jetzt erwachsenen Tochter haben?

Es gibt viele Reflexionen, Unsicherheiten und viel Beharren auf eigene Standpunkte. Wenn wir auf die hinter der Beharrung liegenden Bedürfnisse schauen, kommen einige Informationen zutage: Ängste, dass sie sich irren könnten (»Fehler sind etwas Bedrohliches«), Bedürfnis nach Sicherheit und Kontrolle (»Wir halten an unserem kleinen Reich fest«, »Wir müssen wissen, was geschieht, sonst passiert vielleicht etwas Schreckliches«), der Wunsch nach Wirksamkeit im Leben (»Wir wollen der Welt unseren Stempel aufdrücken«).

Ausschlaggebend für die Weiterarbeit ist die »Erkenntnis« der Eltern, dass das, was für sie gut war, für ihre Tochter vielleicht nicht notwendig oder nützlich ist. Dass immer Wandlungen im Leben erfolgen und dass die nächste Generation zwar auf der Gründergeneration aufbaut, aber die Strukturen nicht unbedingt übernehmen muss, da die »Vorarbeiten« der Gründergeneration schon verfügbar sind.

In diesem Zusammenhang erzählt Matthias Varga von Kibéd (2010) augenzwinkernd eine sehr schöne Geschichte, die Lehrgeschichte zu Veränderungen (von Buber überliefert):

Ein junger Rabbiner war ein besonders treuer und aufmerksamer Schüler seines Vaters, der auch der alte Gemeinderabbiner war. Als der Vater eines Tages starb, wählte die Gemeinde dessen Sohn zum Nachfolger, weil sie sich von ihm erhofften, dass alles seinen bekannten Gang gehen würde. Als der junge Mann Gemeinderabbiner wurde, veränderte er vieles und stellte die Entscheidungen seines Vaters auf den Kopf.

Einige ältere Gemeindemitglieder waren entsetzt und schickten eine Delegation zu ihm und fragten: »Sie waren doch ein so treuer Schüler Ihres Vaters und wie kommt es, dass Sie jetzt so vieles anders machen?«

Er soll geantwortete haben: »Ihr versteht es aber auch gar nicht. Mein Vater machte es ganz auf seine Weise und ich mache es so wie er!«

Diese Geschichte gebe ich weiter und sie wird mit einem Lächeln aufgenommen. Für die Weiterarbeit schlage ich ein gemeinsames Treffen mit der Tochter vor, für das ich ihr eine Einladung schicken würde.

An diesem Punkt ist es sehr wichtig, die Eltern zu bitten, auf irgendeine Weise Kontakt zum Kind aufzunehmen und um die Erlaubnis zu bitten, mir deren Adressen weiterzugeben. In der Mehrheit der Fälle haben die Eltern entweder eine postalische Adresse und/oder eine Telefonnummer. Natürlich erübrigt sich die Kontaktaufnahme, wenn der Abbruch konsequent mit der Löschung aller Daten erfolgt ist. Meist haben die Kinder von ihren Eltern Grenzüberschreitungen erlebt und deshalb ist es angebracht, größte Achtsamkeit in der Kontaktaufnahme walten zu lassen (vgl. auch Kapitel »Zwischen den Zeiten: Phasen der therapeutischen Arbeit«, Abschnitt »Phase 3: Gegenwart und Zukunft«).

Solche Briefe an die verlassenden Kinder sind »Eiertänze«: Was darf geschrieben werden, was sollte geschrieben werden, was wäre überflüssig, was sollte auf keinen Fall sein? Es gibt einiges mit den älteren Eltern zu besprechen: Soll die Einladung, so die Erlaubnis kommt, an die Eheleute oder nur die Tochter geschrieben werden? Was wollen die Eltern hinsichtlich unserer Sitzungen erzählen? Wie viel Einsicht sollte signalisiert werden?

Die Tochter gibt die Erlaubnis, und ich schreibe eine gemeinsame Einladung an sie und ihren Mann (vgl. in den Materialien: »Beispiele für Einladungsschreiben an Kontaktabbrechende«), die auch angenommen wird.

Ich verschicke das »Arbeitsblatt Gesprächsvereinbarungen« (siehe Materialien), und es findet ein Gespräch zu fünft statt. Der Eifer der Eltern und die Vorbehalte ihrer Tochter und des Schwiegersohns sind dabei deutlich sichtbar.

Diesmal arbeiten wir mit einem Aufstellbrett: Jeder bekommt ein Brett und entsprechende Figürchen (grün: Ehemann/Schwiegersohn, gelb: Ehefrau/Tochter, weiß: Kind/Enkelin, rot: ältere Mutter, schwarz: älterer Vater), um den Wunschzustand aufzustellen: Wer steht wem nahe und wer ist weiter positioniert?

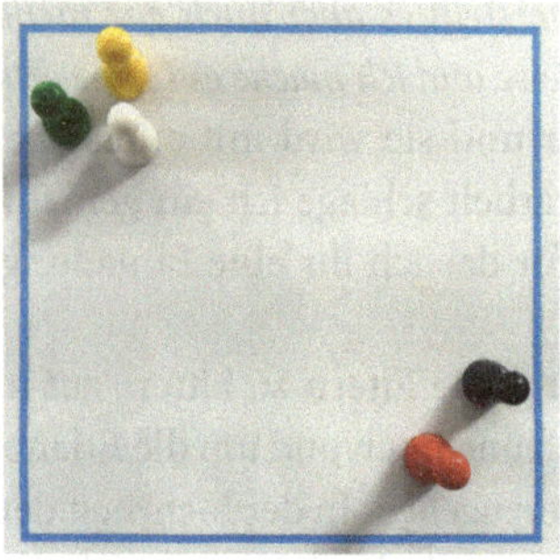

Abbildung 17: Aufstellung Ehemann/Schwiegersohn

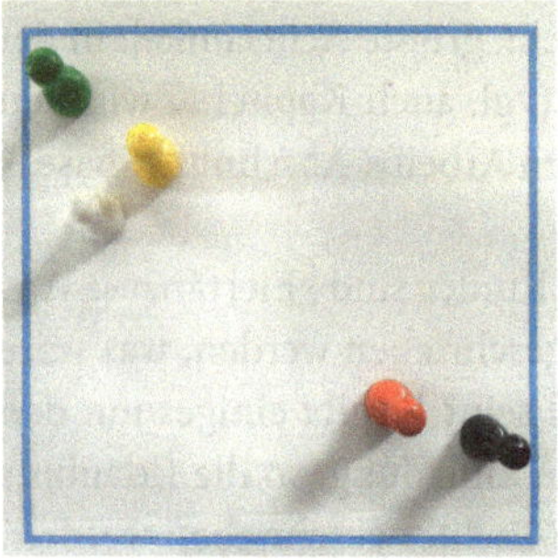

Abbildung 18: Aufstellung Ehefrau/Tochter

Es ist immer wieder überraschend zu sehen, wie unterschiedlich die Beteiligten ihre Beziehung zu den anderen und die Beziehungen der anderen untereinander und zu sich sehen.

Die Aufstellung des Schwiegersohnes (siehe Abbildung 17) ist relativ eindeutig: Sie, als die jungen Eltern, stehen hinter ihrem Kind, das damit eine größere Nähe zu den Großeltern hat als die Eltern. Der Abstand zwischen den beiden Familiensystemen ist sehr deutlich. Interessant ist, dass er seinen Abstand zur Schwiegerfamilie gleich mit dem Abstand seiner Frau zu ihrer Herkunftsfamilie stellt.

Die Ehefrau sieht sich mit ihrem Kind weniger distanziert zu ihren Eltern, wobei ihre Mutter eine Spur näher an ihr ist. Ihren Mann stellt sie hinter sich, da sie

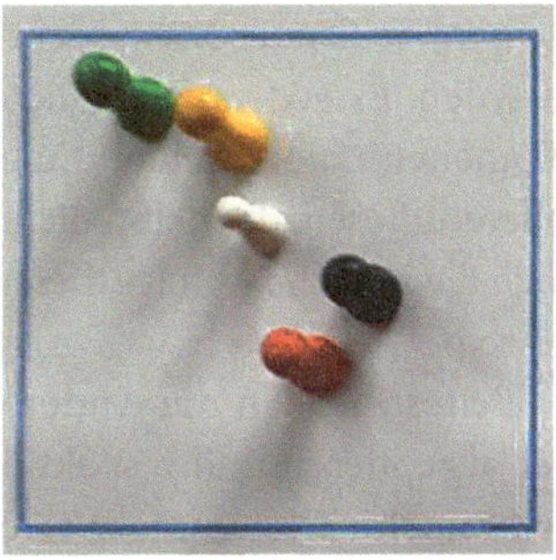

Abbildung 19: Aufstellung Vater/Großvater

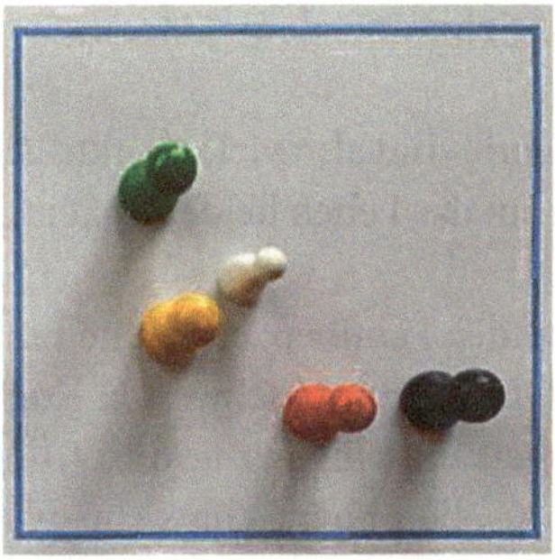

Abbildung 20: Aufstellung Mutter/Großmutter

weiß, dass er keinen großen Kontakt zu den Schwiegereltern sucht (siehe Abbildung 18).

Der Vater/Großvater sieht sich und seine Frau auf gleicher Ebene und dem Enkelkind nahe. Die Tochter steht ihnen näher als der Schwiegersohn – allerdings weniger nah als die Enkelin (siehe Abbildung 19).

Die Mutter/Großmutter sieht sich näher an ihrer Tochter und Enkelin als ihr Mann und stellt ihren Schwiegersohn hinter die Tochter und die Enkelin (siehe Abbildung 20).

Das Vergleichen der Aufstellungen führt zu einiger Dynamik und alle hätten andere Sichtweisen anzubieten. Alle nehmen die Einladung an, ihr Brett zu erklären, anzugeben, welche Maßstäbe sie haben, und ihre Gefühle zu erklären.

Hier ist manchmal wieder »Übersetzungsarbeit« angesagt (vgl. Kapitel »Die Babylonische Sprachverwirrung überwinden«). Beispiele: »Indem ich (sowohl Vater als auch Mutter) dich (Schwiegersohn) hinter meine Tochter gestellt habe, möchte ich ausdrücken, dass mir mein Kind nähersteht als du. Das hat nichts mit Akzeptanz oder Respekt zu tun. Es drückt nur eine für mich natürliche Nähe aus.« Oder hinsichtlich der Aufstellung des Schwiegersohnes: »Indem ich mich, meine Frau und unser Kind eng zusammenstelle und euch beide gleichermaßen weit von uns entfernt, möchte ich die Intimität unserer Kernfamilie betonen, so wie ihr es vielleicht für euch auch gestellt hättet, wenn es um eure Herkunftsfamilien gegangen wäre.«

Hier greift wieder Psychoedukation (siehe Kapitel »Psychoedukation: Wissen vermitteln«): Ein System wird sichtbar durch seine

Abgrenzung zu anderen. Das muss nicht mit fehlender Nähe, Liebe, Empathie, Zugehörigkeit verknüpft werden. Es bedeutet lediglich eine Einheit, die sich von anderen Einheiten unterscheidet. Eine spiegelgleiche Einheit würde ja die andere auflösen, das heißt, nicht mehr zu differenzieren sein. Allein durch die zeitliche Abfolge dieser Einheiten können sie nie spiegelgleich sein.

Das stimmt versöhnlich. Die Großeltern wollen die Andersartigkeit der Kernfamilie der Tochter akzeptieren und respektieren. Und die Tochter und der Schwiegersohn wollen die Werte und Haltungen der (Schwieger-)Eltern akzeptieren und respektieren. Schließlich stimmen alle in diesem Punkt überein: Beide Welten sollen ihre eigenen Werte und Haltungen behalten, ohne sie auf das andere System zu übertragen bzw. sie dem anderen System abzuverlangen.

Auf der Metaebene bzw. in der Theorie sind also viele Punkte geklärt. Jetzt gilt es, die Übertragungen auf das Leben beider Systeme alltagstauglich zu gestalten.

In der letzten Sitzung führen die beiden Familien auf meine Einladung hin ein »Ampelsystem« ein: Grün für unbeschwerten Kontakt, Gelb für anstehende Wachsamkeit im Umgang und Rot für einen deutlichen Stopp. Diese Farben sollen über WhatsApp ausgetauscht werden.

Dabei ist es wichtig, die Grenzen auszuloten und die Vereinbarung über ein unbedingtes Einhalten dieser Grenzen zu treffen. Diese Arbeit erinnert an ein »Feilschen«: Wie oft darf sich wer bei wem melden, wann muss geantwortet werden und wann nicht, wie könnte man erkennen, ob Fragen wirkliche Fragen sind oder ein Vorwand zur Kontaktaufnahme, etc.? Hier ist es dringend geboten, von der Metaebene in die ganz konkreten Wünsche, Bitten und Vorstellungen zu gehen. Ein »Okay, wir melden uns nicht so oft« würde nicht ausreichen, da vermutlich jede/r eine andere Vorstellung von »oft« hat.

Wir vereinbaren eine experimentelle Phase (drei Monate), in der alles Besprochene ausprobiert wird. Es ist schon hilfreich, das als »Experiment« zu bezeichnen, denn Experimente dürfen auch scheitern. Und wenn sie scheitern, scheitert nicht das System, sondern die Versuchsanordnung war noch nicht passend. Also kann man sich gemeinsam auf die Suche begeben, was hinderlich war, und dann die Anordnung anpassen.

Dazu könnte es hilfreich sein, einmal monatlich eine »Familienkonferenz« (ohne Enkelkind) an einem neutralen Ort abzuhalten. Weiterhin vereinbaren wir, dass – wenn das Stoppschild dreimal überschritten wurde und die Familienkonferenz zu turbulent würde – sie alle sich zu einem weiteren Gespräch hier einfinden, um unter einer Art Moderation wieder ins Gespräch zu kommen.

Fazit zu den Fallbeispielen

Wahrscheinlich kennen viele Berater und Therapeutinnen im Nachgang zu ihrer Arbeit, dass dieses und jenes sicherlich auch hätte hilfreich sein können, dass diese oder jene Intervention vielleicht besser, im Sinne von hilfreicher, zieldienlicher, einladender, gewesen wäre. Auch hier können wir uns wieder auf Kierkegaard (siehe Kapitel »Zwischen den Zeiten: Phasen der therapeutischen Arbeit«, Abschnitt »Phase 2: Gegenwart und Zukunft) beziehen: Wir schauen vorwärts in der Beratung (was die Prozesse angeht) und können erst im Rückblick verstehen, wie und welche Prozesse sich entwickelt haben. Und erst die Reaktion unserer Klientinnen und Klienten zeigt uns ein Echo auf unsere gewählten Interventionen. Wir haben sie aus gutem Grund gewählt; und wenn wir uns für *eine* entscheiden, verzichten wir in dem Moment auf tausend mögliche andere. Ob andere wirksamer gewesen wären, bekommen wir nie heraus; es bleibt dann bei Hypothesen.

Wenn es dann zu einem Abschlussgespräch kommt, ist es sinnvoll, auch hier die eigenen Reflexionen mit einzubringen: »Vielleicht habe ich Sie an dieser Stelle anders verstanden, als Sie sich verstanden fühlen wollten« oder »Vielleicht habe ich an dieser Stelle etwas übersehen, was für Sie sehr wichtig war« oder »Vielleicht hätte ich in dieser Phase noch intensiver nachfragen sollen«. Das betont die Zusammenarbeit auf Augenhöhe.

Schlusswort

»Alle glücklichen Familien gleichen einander. Jede unglückliche Familie ist unglücklich auf ihre Art« – in der Arbeit mit den »unglücklichen Familien« bewahrheitet sich Tolstois Aussage, dass sie es alle auf ihre je eigene Art sind. Jedes System hat seine eigene Dynamik und Geschichte, seine eigenen Werte und Haltungen zur Welt. Und es ist immer wieder faszinierend, in diese Welten einzutauchen und zu versuchen, sie zu verstehen. Was von außen betrachtet oft unsinnig und überflüssig erscheint, macht intern immer wieder Sinn.

Wie gesagt: Es gibt Systeme, die wir unbedingt verlassen sollten – und zwar immer dann, wenn wir physische oder psychische (Lebens-)Gefahr erleben. Das sollte dann auch sofort geschehen und wird von staatlicher Seite unterstützt (Frauenhäuser, Inobhutnahme, Annäherungsverbote). Hier ging es aber um ein zeitlich verzögertes Verlassen der Familie.

Wenn ich eine Art von Prognose stellen sollte, so sähe sie in diesen Zeiten eher düster als verheißungsvoll aus. Wir sind gerade coronabedingt nach wie vor dabei, uns sozial zu isolieren (oder auch einfach in dieser Isolation zu bleiben) und uns in dieser von außen bestimmten und inzwischen von uns verinnerlichten Forderung (des *absoluten* Schutzes aller Schutzbedürftigen) einzurichten. Das tut keinem Sozialgefüge gut.

Wenn ich diese Geschichten höre, denke ich als Therapeutin manchmal: Wie viel überflüssiges Leid! Können wir denn nicht mehr miteinander reden? Können wir denn nicht lernen, auch andere Haltungen, Meinungen, Überzeugungen, Interpretationen anzusehen und mit ihnen in einen Diskurs zu gehen? Theoretisch ist das natürlich möglich; wir bleiben lernfähig bis zum Tod. Wie schwer es aber ist, aus seiner eigenen Haut zu steigen – oder vielleicht, um in einem Bild zu bleiben, sich als »Zwiebel« immer mal wieder zu häuten, können wir gut an uns selbst feststellen. Das macht uns dann wieder geduldiger und verständnisvoller.

Und das sind auch genau die Grundlagen, die bei einem konstruktiven, humanen Umgang mit Kontaktabbrüchen wichtig sind.

Literatur

Barthelmess, M. (2016). Die systemische Haltung. Was systemisches Arbeiten im Kern ausmacht. Göttingen: Vandenhoeck & Ruprecht.

Bateson, G. (1985). Ökologie des Geistes. Anthropologische, psychologische, biologische und epistemologische Perspektiven. Frankfurt a. M.: Suhrkamp.

Bode, S. (2004). Die vergessene Generation. Die Kriegskinder brechen ihr Schweigen. Stuttgart: Klett-Cotta.

Bode, S. (2015). Nachkriegskinder. Die 1950er Jahrgänge und ihre Soldatenväter. Stuttgart: Klett-Cotta

Cormann, W. (2014). Die 5 Wirkfaktoren der systemisch-integrativen Therapie und Beratung. Stuttgart: Klett-Cotta.

Estrade, P. (2007). Wir sind, was wir erinnern. Wie Kindheitserinnerungen unsere Persönlichkeit bestimmen. München: Goldmann.

Haarmann, C. (2012). Mütter sind auch Menschen. Was Töchter und Mütter voneinander wissen sollten. Berlin: Orlanda.

Haarmann, C. (2015). Kontaktabbruch. Kinder und Eltern, die verstummen. Berlin: Orlanda.

Haarmann, C. (2019). Kontaktabbruch in Familien. Wenn ein gemeinsames Leben nicht mehr möglich scheint. München: Kösel.

Kaiser, P. (2002): Systemische Mehrebenenanalyse der familialen Lebensqualität – Hinweise und Kriterien zur praktischen Arbeit mit Familien. In S. K. D Sulz, H.-P. Heekerens (Hrsg.), Familien in Therapie. Grundlagen und Anwendung kognitiv-behavioraler Familientherapie (S. 51–71). München: CIP-Medien.

Kast, V. (2010). Was wirklich zählt, ist das gelebte Leben. Die Kraft des Lebensrückblicks. Stuttgart: Kreuz.

Kierkegaard, S. (1923). Die Tagebücher. Deutsch von Theodor Haecker. Innsbruck: Brenner-Verlag. https://beruhmte-zitate.de/zitate/1970584-soren-kierkegaard-verstehen-kann-man-das-leben-ruckwarts-leben-muss/ (13.6.2022).

Kindt, A. (2011). Wenn Kinder den Kontakt abbrechen. München: Südwest.

Kleve, H. (2011). Das Wunder des Nichtwissens. Vom Paradigma der professionellen Lösungsabstinenz in der Sozialen Arbeit. Kontext, 42 (4), 338–355.

Kumbier, D., Bossemeyer, C. (2021). Zuversicht trotz Corona-Blues. Göttingen: Vandenhoeck & Ruprecht.

Lämmle, B., Wünsch, G. (1999). Familienbande. So gewinnen Sie Raum für lebendige Partnerschaft, glückliche Familie, gesunde Beziehungen. München: Goldmann Mosaik.

Linden, M. (2017). Verbitterung und Posttraumatische Verbitterungsstörung. Göttingen: Hogrefe.

Mücke, K. (2003). Probleme sind Lösungen. Systemische Beratung und Psychotherapie – ein pragmatischer Ansatz. Lehr- und Lernbuch (3., überarb. u. erw. Aufl.). Mücke, Potsdam ÖkoSysteme.

Ritscher, W. (2007). Soziale Arbeit: systemisch. Ein Konzept und seine Anwendungen Göttingen: Vandenhoeck & Ruprecht.

Schiepek, G. (1999). Die Grundlagen der systemischen Therapie: Theorie – Praxis – Forschung. Hrsg. von der Arbeitsgemeinschaft für Systemische Therapie (AGST). Göttingen: Vandenhoeck & Ruprecht.

Seiffge-Krenke, I., Schneider, N. F. (2012). Familie – nein danke?! Familienglück zwischen neuen Freiheiten und alten Pflichten. Göttingen: Vandenhoeck & Ruprecht.

Soliman, T. (2011). Funkstille. Wenn Menschen den Kontakt abbrechen. Stuttgart: Klett-Cotta.

Soliman, T. (2014). Der Sturm vor der Stille. Warum Menschen den Kontakt abbrechen. Stuttgart: Klett-Cotta.

Trost, A. (2007). Bindung anbieten – Halt geben – Lösungen finden. In W. Cormann (Hrsg.), Menschwerdung. Entstehung, Entwicklung und Veränderung menschlicher Potenziale. Arbeitskonzepte für Therapie und Beratung, Pädagogik und Erziehung (S. 76–118). Wasserburg am Bodensee: Cormanninstitute Verlag für Systemische Praxis.

Trost, A. (2021). Bindungswissen für die systemische Praxis – ein kurzer Abriss. Kontext, 52 (3), 224–242.

Varga von Kibed, M. (2010). Vortrag im Rahmen von Change Essentials 2010 der Heitger Consulting. Bausteine für die systemische Interviewführung.

Watzlawick, P. (2003). Wie wirklich ist die Wirklichkeit? Wahn, Täuschung, Verstehen. München: Piper.

Anhang: Materialien

Die hier vorgestellten Materialien sind keine fertigen Arbeitsblätter, sondern können immer wieder dem spezifischen System angepasst werden. Sie können gleichzeitig als Anregung dienen, es ganz anders zu machen ☺.

Fragebogen zur Arbeit mit *Verlassenen* vor dem Wiederkontakt

Frage	Antwort/Überlegungen
Was hat mich am meisten getroffen/geschmerzt?	
Welche Gefühle herrschten nach dem Abbruch deutlich vor?	
Was sind meine heftigsten Vorwürfe an den Verlassenden?	
Welche »Einsichten« habe ich durch die Beratung/Therapie über mich bekommen?	
Auf welche »wunden Punkte« will ich im bevorstehenden Gespräch besonders aufpassen?	
Wie kann ich mich in einer vielleicht sehr belastenden Gesprächssituation beruhigen?	

Frage	Antwort/Überlegungen
Welchen »Plan B« habe ich zur Verfügung, wenn es nicht so läuft, wie erhofft?	
Was sind »Tabus« für das anstehende Gespräch?	

Fragebogen zur Arbeit mit *Verlassenden* vor dem Wiederkontakt

Frage	Antwort/Überlegungen
Was hat »das Fass zum Überlaufen« gebracht?	
Welche Gefühle herrschten vor dem Abbruch deutlich vor?	
Was sind meine heftigsten Vorwürfe an den Verlassenen?	
Welche »Einsichten« habe ich durch die Beratung bzw. Therapie über mich bekommen?	
Auf welche »wunden Punkte« will ich im bevorstehenden Gespräch besonders aufpassen?	
Wie kann ich mich in einer vielleicht sehr belastenden Gesprächssituation beruhigen?	

Frage	Antwort/Überlegungen
Welchen »Plan B« habe ich zur Verfügung, wenn es nicht so läuft, wie erhofft?	
Was sind »Tabus« für das anstehende Gespräch?	

Fragebogen zur Arbeit mit *Verlassenen* im Wiederkontakt

Frage	Antwort/Überlegungen
Wo sehe ich heute meine/unsere Anteile am Geschehen?	
Welche der für andere »belastenden Umgangsformen« stammen aus meiner Herkunftsfamilie?	
Wie gut kann ich zurückblicken mit der Brille der Verlassenden, dass das von mir gut Gemeinte als Belastung, Bedrohung, Vereinnahmung angekommen ist?	
Wie gut ist es mir möglich, ohne »Schuldzuweisungen an andere« die Zeit vor dem Abbruch zu reflektieren?	
Wenn ich meine/unsere Geschichte als Novelle erzählen wollte: Wie sähe das von einer Außenperspektive her aus?	
Wenn ich anderen (z. B. anderen Eltern) für den Umgang mit solchen belastenden Situationen Ratschläge geben würde, welche wären das?	

Frage	Antwort/Überlegungen
Bei welcher Schilderung des oder der Verlassenden (z. B. meines Kindes) möchte ich bei meiner Darstellung bleiben?	
Was sind im jetzigen System meine Entwicklungsherausforderungen?	
Was an Groll, Wut, Ärger über den Verlassenden kann ich jetzt schon ganz gut abgeben/verzeihen?	

Fragebogen zur Arbeit mit *Verlassenden* im Wiederkontakt

Frage	Antwort/Überlegungen
Womit kann ich mich versöhnen, es ihr/ihm aber noch nicht verzeihen?	
Was will ich momentan als »Restgroll« noch behalten?	
Was kann ich schon verstehen/verzeihen?	
Welche Strategien habe ich heute zur Verfügung, um Übergriffe (oder anderes) abwehren zu können, ohne gehen zu müssen?	
Was sind die intensivsten »Einladungen«, in mein altes Muster zurückzufallen?	
Wie könnte mein eigener »Achtsamkeitsplan« aussehen?	

Frage	Antwort/Überlegungen
Welche Entwicklungsherausforderungen habe ich in diesem (Familien-)System?	
Wenn mir eine »Wiedergutmachung« angeboten würde, wie könnte sie aussehen?	

Arbeitsblatt Gesprächsvereinbarungen

Für unser (nächstes) gemeinsames Gespräch vereinbaren wir folgende Punkte:

Festlegung von

- Ort
- Zeit
- Dauer
- teilnehmende Personen

Vereinbarungen:

- Ich möchte den anderen folgendermaßen begrüßen: ________ (was ist erlaubt/nicht erlaubt: Handschlag, Umarmung, Kopfnicken?)
- Ich erlaube einen/ich erlaube keinen Körperkontakt zum anderen.
- Jeder redet in einer Ich-Botschaft.
- Jeder erhält eine ungefähr gleiche Redezeit.
- Jeder lässt den anderen ausreden.
- Ich habe folgendes »Stoppzeichen« ________ und verpflichte mich, das Stoppzeichen der anderen zu respektieren.
- Ich zeige deutlich an, wenn ich eine Gesprächspause brauche.
- Ich erlaube ____________, dass ich darauf hingewiesen werden darf, wenn ich die Regeln (vielleicht versehentlich) nicht einhalte.
- … (eigene Vorschläge bzw. »Bedingungen«)
- …

Beispiele für Einladungsschreiben an Kontaktabbrechende

Brief der Eltern/eines Elternteils (entweder in Ich- oder Wir-Form)

Liebe/r …,
die Entwicklung der letzten Monate macht uns sehr traurig. Du hast ja sehr ausdrücklich gesagt, dass du den Kontakt zu uns nicht aufrechterhalten willst, und wir versuchen, deinen Rückzug zu akzeptieren. Das hast du sicherlich nicht leichten Herzens getan, und wir denken, dass du gute Gründe für deine Entscheidung hattest.
Wir fragen uns intensiv, was unser Anteil an dieser Entwicklung war und was wir zu deiner Entscheidung beigetragen haben. Da wir allein hierfür keine Antwort finden konnten, haben wir uns an eine Familientherapeutin gewandt.

Bisher hatten wir zwei Beratungsstunden, die nicht einfach für uns waren und die uns sehr beschäftigen. Wir haben intensiv auf unsere Idee von Familie, unsere Wünsche und Erwartungen geschaut. Dabei kam dann die Frage auf, ob das denn auch deine Wünsche und Erwartungen gewesen wären. Diese Frage hat uns sehr nachdenklich gemacht.

Von der Familientherapeutin haben wir eine kleine Karte mit folgendem Spruch mitbekommen:

> »Eltern, deren Kinder nicht so sind, wie sie gern hätten, denken oft nicht darüber nach, dass die Kinder vielleicht auch nicht die Eltern haben, die sie gern hätten.«

Um den Therapieprozess weiterführen zu können, hat die Therapeutin die Idee eingebracht, dass wir uns [Aufzählung, wer alles am Gespräch teilnehmen soll] vielleicht einmal zu einem von ihr geleiteten gemeinsamen Gespräch bei ihr zusammensetzen könnten.

Wir finden die Idee sehr schön und würden uns sehr freuen, wenn du zustimmen würdest.

Die Therapeutin würde dir dann gern eine entsprechende Einladung schreiben. Sie hat allerdings die Entgegennahme deiner Adresse durch uns abgelehnt.

Die Beratung beruht auf einer vertraulichen Ebene zwischen Therapeutin und allen anderen Beteiligten. Und das beinhaltet, dass zum

Beispiel eine persönliche Mitteilung wie eine Adresse (oder ein Brief, SMS oder WhatsApp) nur vom Adressinhaber in den Hilfeprozess eingebracht werden kann.

Wir bitten dich herzlich um dein Einverständnis, dass wir deine Adresse weiterleiten dürfen, sodass die Therapeutin dir eine Einladung schicken könnte.

Wir hoffen auf eine baldige Antwort von dir und grüßen dich herzlich

Brief der Therapeutin an die verlassende Person

Sehr geehrte/r ________________________________,

Sie haben Ihr Einverständnis zur Weitergabe Ihrer Adresse gegeben, worüber ich mich sehr freue. Wie Sie wahrscheinlich wissen, haben Ihre Eltern den Kontakt zu mir aufgenommen, um über ihre derzeitige Situation zu sprechen und eine von Ihnen wahrscheinlich sehr unterschiedlich empfundene Vergangenheit tiefer in den Blick zu nehmen.

Es ist Ihren Eltern ein großer Wunsch, das gemeinsam unter meiner Moderation mit Ihnen zu besprechen.

Sie haben mit Sicherheit sehr gute Gründe für Ihren Entschluss gehabt, den Kontakt abzubrechen, und vielleicht auch Ihren Eltern mitgeteilt.

Ich möchte Sie herzlich zu einem Gespräch (mit neutralem Blick und ohne eigene Interessen) einladen und würde mich freuen, wenn Sie mir eine Nachricht zukommen lassen würden, wie Sie sich entscheiden.

Freundliche Grüße

Fragebogen zu »Knoten in den Beziehungen«

Erst nach dem Abbruch von Menschen zu ihrem Herkunftssystem kann ein Rückblick erfolgen: Wer hat wann wie was erlebt und interpretiert?

Wenn es dazu kommt, dass beide Seiten sich bereit erklären, über die Vergangenheit zu sprechen, sich (schmerzlich) zu erinnern, sich der Situation noch einmal zu stellen und besonders an dem Punkt zu arbeiten »Was hätte ich zu einem besseren Verständnis beitragen können?«, dann ist oft eine sehr produktive Arbeit möglich. Voraussetzung ist, dass die Verlassenden die Position des »inneren Kindes« aufgeben, die Verlassenen – zum Beispiel die verlassenen Eltern – sich ihrer Verantwortung als Eltern stellen (bzw. auf ihre »Elternschaft« als etwas sehen, dass vielleicht gut gemeint war, aber eben anders angekommen ist).

	Signifikante Ereignisse/ Situationen	**Wie hat die andere/ der andere reagiert?**	**Wie habe ich diese Reaktion erlebt?**	**Was hätte ich mir stattdessen gewünscht?**	**Wie hätte ich das vielleicht dem Gegenüber klarmachen können?**
Beispiel	»Ich wollte den Führerschein machen.«	»Meine Mutter sagte, dass sie es als zu früh empfinde.«	»Ich glaube, sie traut mir nicht so viel zu.«	»Eine Antwort wie: ›Ja, lass uns mal schauen, was da möglich ist.‹«	»Ich hätte den Mut gebraucht, ihr das auch wirklich sagen zu können.«

Arbeitsblatt »Maximen und Leitsätze meiner Herkunftsfamilie«

	Maxime/ Leitsatz	☺*	☹**	Wobei ist es hilfreich?	Wobei ist es störend?	Was daran will ich verändern?
Beispiel	»Fünf Minuten vor der Zeit ist des Königs Höflichkeit.«	6	4	Achtsamkeit und Respekt für die Zeitgestaltung des anderen; Rücksichtnahme.	Wenn ich dadurch eigene Bedürfnisse nicht mehr befriedigen kann.	Nicht immer und überall zwanghaft pünktlich sein zu müssen und in Stress zu geraten.

* Mein Wert auf einer Skala von 1 bis 10: Wie hilfreich ist es?

** Mein Wert auf einer Skala von 1 bis 10: Wie hinderlich ist es?

Frage- und Reflexionsbogen zur familialen Funktionsfähigkeit – Arbeitsblatt für *Verlassene* (nach Kaiser, 2002)

(Skalierung 1 bis 10: 1 = unzureichend, 10 = gut erkennbar)

Frage/Thema	Meine Skalierung	»ehrenwerte Hindernisse«?
Welche Werte habe ich vermitteln wollen und weshalb waren sie mir wichtig? (einzelne Werte skalieren)		
Wie ausgewogen habe ich Geben und Nehmen erlebt?		
Wie viel wussten wir alle übereinander?		
Wie sinnvoll und klar war unsere Rollen- und Aufgabenverteilung?		
Wie klar waren unsere Grenzen nach außen und zwischen Subsystemen?		
Wie haben wir miteinander gesprochen? Wie gut konnten wir Konflikte lösen?		
Wie konstruktiv und verlässlich waren unsere Beziehungen und Bindungen?		
Wie zuträglich waren unsere Modellvorstellungen von Familie?		
Welche Besonderheiten gab es in unserem Familiensystem?		

Familienhaus mit Herkunftsfamilien (nach Lämmle u. Wünsch, 1999)

Das Familienhaus kann als eine Art Ordnungsstruktur verstanden werden. Es kann uns helfen, in Krisen oder Problemen eine innere Ordnung herzustellen, die verschiedenen Ebenen bzw. Rollen in uns zu unterscheiden und die Probleme den einzelnen Zimmern zuzuordnen.

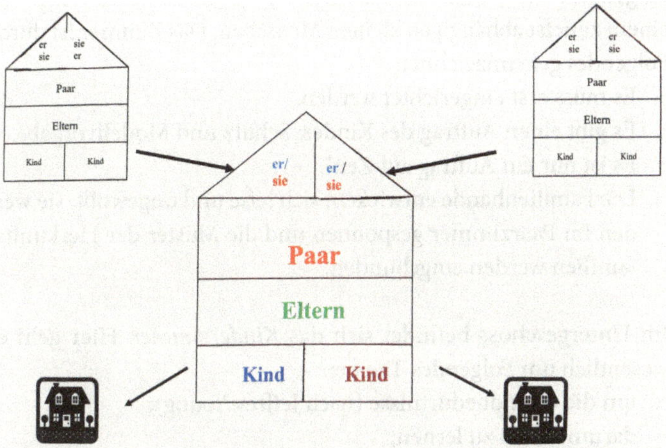

Abbildung M1: Familienhaus mit Herkunftsfamilien

Im Dachgeschoss befinden sich die *Individualräume* (»er/sie«), die Räume, in die wir (ungewollt) hineingeboren wurden, dort sind wir am stärksten ausgeliefert, da es jeweils der Raum ist, in dem ich meine Copingstrategien erst entwickeln muss. Hier bekomme ich meine Grundausstattung, mache meine ersten Erfahrungen mit Eltern und Geschwistern, verarbeite neue Eindrücke durch Schule, erfahre erste Liebe, Sexualität und Abschied vom Kindsein. Dieses Zimmer ist mein inneres Zuhause, wo ich mit meinen Hoffnungen und Enttäuschungen, meinen Siegen und Niederlagen umgehen lerne. Hier entwickle ich die Fähigkeit, mich in schwierigen und ungewohnten Situationen kennenzulernen. Die Ausstattung dieses Raumen bleib eine Lebensaufgabe.

Im zweiten Obergeschoss findet sich der *Paarraum*. Das ist der ureigenste Raum für Austausch, Kommunikation, Auseinandersetzung für das Paar. Dieses Zimmer ist in ständiger Bewegung und im Idealfall herrscht dort eine entspannte Solidarität, Offenheit und Angstfreiheit. In diesem Raum wirken zwei wesentliche Einflüsse auf das Paar: das jeweilige Modell der Herkunftsfamilie und die Sicherheit im eigenen Selbstverständnis. Dieser Raum ist die Keimzelle für das Leben, das sich im Familienhaus entwickelt.

Im ersten Obergeschoss befindet sich das *Elternzimmer,* das erst eingerichtet werden muss. Aus einer Dyade entsteht eine Triade mit einem zutiefst abhängigen kleinen Menschen. Das Zimmer ist durch Folgendes gekennzeichnet:

- Es muss erst eingerichtet werden.
- Es gibt einen Auftrag des Kindes: Schutz und Modellvorgabe.
- Es ist nur ein Auftrag auf Zeit!
- Die Familienbande entwickeln sich leise und ungewollt, sie werden im Paarzimmer gesponnen und die Muster der Herkunftsfamilien werden eingebunden.

Im Untergeschoss befindet sich das *Kinderzimmer.* Hier geht es wesentlich um Folgendes Themen

- um die Grundbedürfnisse (nach Jeffrey Young);
- darum, leben zu lernen;
- um das Lernen am Modell (Rückbezüglichkeiten zu den oberen Räumen);
- um Abgrenzungen zu den oberen Räumen in Problemkonstellationen (Triangulationen).

Bei mehreren Kindern gibt es ein oder mehrere *Geschwisterzimmer* im Untergeschoss Hier geht es um (vgl. auch das »Fallbeispiel 3: Eheleute Weiß – wenn Schweigen zu laut wird«):

- den Rückbezug auf familiäre Rollen (Inwieweit können familiäre Rollenmuster adaptiert oder übernommen werden, inwieweit muss sich das Kind davon absetzen?),
- den Mythos der angeborenen Geschwisterliebe (den Umgang mit einer solchen Vorstellung lernen; eine eigene, authentische Haltung zum Geschwister entwickeln),
- die Rivalität in symmetrischer Beziehung,
- die Entwicklung einer Streitkultur.

Die persönliche Kotztüte

Der beraterische Nutzen liegt in der humorvollen und unkonventionellen Umgangsweise. »Kotztüten« zaubern fast immer ein Lächeln auf das Gesicht und Humor bedeuten die Einnahme einer Metaposition. Wenn ich über etwas lachen kann, ist das kleiner, als ich es bin, und damit habe ich es wieder in der Hand.

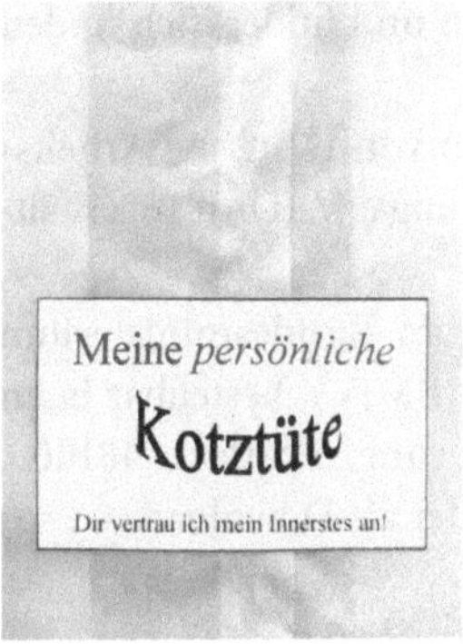

Abbildung M2:
Meine persönliche Kotztüte

Material:
Butterbrottüte(n)
selbstgestaltete Aufkleber

Erklärung:
Es gibt immer wieder Situationen, in denen unerfreuliche Gedanken wieder auftauchen, die uns von jetzt auf gleich an die Decke gehen lassen.

In diesen Momenten sind wir nicht wirklich achtsam in unserer Wortwahl und unserem Verhalten.

Um nicht wieder in alte Muster zu verfallen, kann sich jeder – wenn er/sie merkt, dass der Adrenalinspiegel steigt – kurz umdrehen und gedanklich alles in die Tüte erbrechen, was gerade durch den Kopf geht. Spontan und unzensiert!

Außerdem macht das Spiel mit dem »Ungehörigen« Freude: Wir müssen uns an keinen Konsens, an keine Umgangsregeln, keine Verhaltensvorgaben halten. Wir können respektlos, unbesonnen, unfair und boshaft sein.

Folgende Spielregeln sollten unbedingt eingehalten werden:

- Die Kotztüten werden (wenn mehrere Menschen im Raum sind) »wortlos« gefüllt. Jeder dreht sich so, dass das Gesicht unbeobachtet ist und befüllt die Tüte. Wenn er/sie sich ausgekotzt hat, kann er/sie sich wieder umdrehen.
- Wenn die Kotztüten schriftlich befüllt werden, muss gewährleistet sein, dass jede Tüte unangreifbares Eigentum der Besitzer ist und damit für alle anderen Teilnehmenden tabu.

Informationen zum Umgangsrecht von Großeltern

Gilbert Häfner, Jurist und ehemaliger Präsident des Oberlandesgerichts Dresden, hat eine schöne Zusammenstellung zu Informationen zum Umgangsrecht von Großeltern gegeben:

https://www.mdr.de/ratgeber/recht/umgangsrecht-grosseltern-enkel-kinder-rechte-pflichten-urteil-urlaub-100.html (13.6.2022).

Weitere Informationen zum Thema Umgangsrecht kann man insbesondere bei den Jugendämtern einholen und finden sich in den kostenlosen Broschüren:

- »Eltern bleiben Eltern«, herausgegeben von Deutsche Arbeitsgemeinschaft für Jugend- und Eheberatung e. V. (DAJEB), erhältlich als Download.
- »Kindschaftsrecht«, herausgegeben vom Bundesministerium der Justiz und für Verbraucherschutz (BMJV), bestellbar beim Publikationsversand der Bundesregierung, Postfach 481009, 18132 Rostock, Tel.: 030 18 272 2721 oder als Download.

Informationen zur Bedeutung der Großeltern für Enkelkinder

Barbara Mödritscher (»Die Enkelgeneration – Funktion und Bedeutung der Großeltern für die Enkelkinder«) gibt in ihrem Artikel eine übersichtliche Zusammenstellung der unterschiedlichen Funktionen, die Großeltern für ihre Enkelkinder haben. Das reicht von der stabilen Bezugsperson über Bewahrer, Erziehungshelfer, Betreuer bis hin zur Sozialisationsbrücke und Wertevermittler. In der heutigen Zeit übernehmen die Großeltern nicht nur Betreuungsaufgaben, sondern sind auch nicht selten finanzielle Helfer.

Quelle: Arbeitsmappe »Mit Achtung und Respekt. Kompetente Eltern – Wie Elternbildung gelingen kann«, Forum Katholischer Erwachsenenbildung in Österreich, 2010. S2.21–2.27. https://www.eltern-bildung.at/expert-inn-enstimmen/funktionen-und-bedeutung-der-grosseltern-fuer-die-enkelkinder/ (13.6.2022).